≡改訂3版≡

やさしい看護理論

現場で活かせるベースの考え方

著
前 四條畷学園大学 看護学部 教授
樋口京子
前 聖泉大学大学院 看護学研究科 教授
城ヶ端初子

MC メディカ出版

はじめに

　「理論」は「実践」を支える大切なものですが、難しいと敬遠されることがあります。しかし、よく考えてみますと、私たちが日頃何気なく行っている行動は理論に裏づけられていることに気づかされます。とくに、看護場面では看護師は専門職であるために、どのような患者に（対象論）、何のために（目的論）、何をいかに実践したか（方法論）が問われます。ただ何となくそのように実践したということは通用しないわけです。たとえば、食事介助も、大人であればだれでも患者に食事を食べさせることはできますが、その患者の状態に合わせて適切な方法で、しかも、その方法が看護であったか否かまで言えなければ、一般の人と異なる専門職の行動ではありえないのです。

　このように、看護実践はそのなかに対象・目的・方法論が含まれていることが大切になります。これらを支えているのが「看護理論」なのです。その意味でも「理論」と「実践」は切り離してはありえないと言えるのです。

　本書では、難しいとされている看護理論をやさしく理解しやすくするために、事例を盛りこみ、各節のおわりに「まとめ」を設け現場で使えるように試みました。本書はどの章からでも活用できます。読者の看護理論を使った看護の実践のお役に立つことができれば、これ以上の喜びはありません。

　さあ、看護理論の学習を始めましょう！

　1999年12月

　　　　　　　　　　　　　　　　　　　　　　城ヶ端初子

改訂 3 版にあたって

　初版を発刊して以来、はや25年が過ぎようとする今、改訂3版を皆さまにお届けできますことを感慨深く受け止めています。予想をはるかに超えて、多くの方々が本書を読みつないできてくださったことにあらためて感謝いたします。

　この間に、看護活動の場で多くの職種や地域の人々と協働していく機会がますます増えてきました。また、新型コロナウィルス感染症（COVID-19）を経て、現場で看護師が何を大切に実践しているのか、なぜそれをしているのかということをかかわるすべての人々や社会に向けて、わかりやすく言語化して伝える重要性を実感しています。看護の本質、看護とは何かについて探究してきた看護理論を通じて、明確に発信することがまさに求められていると考えます。

　一方、看護理論をめぐる状況も変化しました。理論を実践で検証し、その研究結果を理論に反映するという地道な努力が、世界中の看護師を巻き込み行われ、理論の修正やさまざまなレベルでの開発が重ねられてきました。その結果、今回改訂するにあたり、初版の内容を大幅に変更せざるを得ない状況になった章が多くあります。

　しかしながら、難しいとされる看護理論をやさしく理解できるように工夫するという本書の目的は、初版から今になっても変わりません。改訂3版では、第1章に「理論活用のポイント」を、理論家では第11章と第12章にレイニンガーとワトソンの理論を追加し、さらに実践編では理論を反映した看護過程について図表を追加しています。「やさしくわかりやすい」という本書の特徴が続いているかどうかについては、ご批判・ご意見など、皆さまの声をぜひお寄せください。

　最後に悲しい報告をしなければなりません。城ヶ端先生が何とかこの本を完成させたいという強い思いをもたれたまま、この改訂作業の最中に、ご逝去されました。謹んでご冥福をお祈りいたします。

　本書が引き続き、読者の皆さまの看護理論を活用した看護の実践と看護の質の向上に役に立つことを願っております。

　2024年9月

　　　　　　　　　　　　　　　　　　　　　　　　　　　　樋口京子

≡改訂3版≡

やさしい看護理論
現場で活かせるベースの考え方

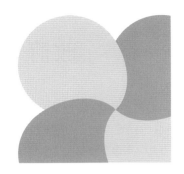

Contents

はじめに …… 2

改訂3版にあたって …… 3

第1章
看護理論の世界へようこそ

① **看護実践と看護理論** どうして看護実践に理論は必要なのか ……………………………… 7

② **看護理論の変遷** 看護理論はどのように開発されどこへ向かうのか ……………………… 12

③ **理論活用のポイント** さまざまな理論を専門職としての「自分育て」につなげよう ……… 25

第2章
ナイチンゲールの看護理論　環境と看護

① **基礎編** …… 31　　② **実践編** …… 39

第3章
ペプロウの看護理論　看護における人間関係

① **基礎編** …… 46　　② **実践編** …… 53

第4章
ヘンダーソンの看護理論　基本的ニードと看護独自の機能

① **基礎編** …… 60　　② **実践編** …… 67

第5章
ロジャーズの看護理論　ユニタリ・ヒューマン・ビーイングズの科学

① **基礎編** …… 73　　② **実践編** …… 80

第6章
キングの看護理論　目標達成理論

①**基礎編** …… 87　②**実践編** …… 96

第7章
オレムの看護理論　セルフケア不足看護理論

①**基礎編** …… 103　②**実践編** …… 113

第8章
トラベルビーの看護理論　人間対人間の看護

①**基礎編** …… 120　②**実践編** …… 127

第9章
ロイの看護理論　適応モデル

①**基礎編** …… 133　②**実践編** …… 144

第10章
ベナーの看護理論　達人看護師の看護実践

①**基礎編** …… 152　②**実践編** …… 162

第11章
レイニンガーの看護理論　文化ケアの多様性と普遍性

①**基礎編** …… 167　②**実践編** …… 176

第12章
ワトソンの看護理論　ヒューマンケアリング理論

①**基礎編** …… 183　②**実践編** …… 195

おわりに …… 203
索引 ………… 204
著者紹介 …… 206

第1章

看護理論の世界へようこそ
①看護実践と看護理論
どうして看護実践に理論は必要なのか

❖ さぁ、看護理論の旅に出発！

　看護理論。この言葉を聞いて戸惑いを感じる人もいると思われます。確かに「理論」には「難しい」イメージがあり、「親しみにくい」などと思われがちであることは自然なことかもしれません。なぜなら私たちは、かつて「○○理論」の学習をとおし、理解できなかったという体験をもっているからです。そしてこの体験は、「理論は難しいもの」「理論がわからなくても実践ができればよい」などの発想につながる危険性があります。

　でも今、ここでその発想をちょっと傍らに置いてみませんか？　きっと新しく楽しい何かが見えてくるはずです。理論とはそういうものなのですから……。では、これから看護理論を学んでいきたいと思います。看護の理論と実践の関係を検討してみましょう！

　まずは、次のような事例について考えてみます。このようなとき、もしあなたが母親であればどのような行動をとるでしょうか？

> **事例** 朝7時に起床する息子（高校生）が定刻を過ぎても起きてこない。母親が寝室に行くと、赤い顔いっぱいに汗をかき、ぐったりした姿が見られた。額に手を触れるとかなり熱い。「どうしたの？」と尋ねると、閉眼したまま「しんどい」と言うばかりであった。

　まず、体温を測定し、39℃の熱を確認すれば、氷枕・氷嚢に準じるものを当てるのではないでしょうか？　そして次に、病院の診察開始時

7

間まで、息子の状態を見守るものと思われます。

　この例では、母親は体温測定、氷枕・氷嚢使用という2つの行動をとりましたが、いずれも常識の範囲内にあり、状況が変わると適切な行動ではなくなる可能性もあります。また、その場かぎりの対応で終わってしまうことも多いと思われます。

　では次に、同じようなことが起こった場合、あなたが看護師であれば、どのような行動をとるでしょうか？

　まず、看護師は、発熱状態に着目して体温を測定し、氷枕・氷嚢使用に加えて現在の状態を観察します。これらの行動は、外見上は前出の母親と同じ行動になります。しかし、これは後で述べますが、実は両者は内容的に異なっています。そして次の段階では、患者さんの心身に起きている現象を、看護の視点から科学的に捉えていくことになります。

　39℃の体温上昇は、1℃あたり14％のエネルギー消耗になり、酸素消費量が増大することを看護師は察知するでしょう。また発熱と倦怠感に加え、不安感が患者さんをより消耗させ、家族の不安感をも高めることは確かです。このようにエネルギーの消耗が、身体的・精神的に、まわりの人々にどのような影響を及ぼしているかを丁寧に観察し、それらの情報をもとに看護師は次のように判断し援助していきます。

---

①エネルギー消耗が激しい

　　→栄養補給、深呼吸や体位の工夫の必要性

②発汗が多く、脱水状態に陥りやすい

　　→水分・塩分の補給の必要性

③口腔内細菌が繁殖しやすい

　　→口腔内の清潔保持の必要性

④不安感が心身の消耗を増強する

　　→不安の緩和

⑤家族の不安感が増大しやすい

　　→家族への支援

ナイチンゲールの看護理論を用いて考える

　次にナイチンゲールの看護理論を用いて考えてみましょう。ナイチンゲールはその著、『看護覚え書』[1]で、「患者の生命力の消耗を最小にするために生活過程を整えること」が看護であると定義しています。看護実践の目的・本質は、どんなときもその人の生命力を消耗させているものを発見し、最小にするための試みであるというのです。具体的な看護を展開する方法論として、次の項目を挙げています。

①換気と保温 ②住居の衛生 ③小管理 ④音 ⑤変化 ⑥食事 ⑦食物の選択 ⑧ベッドと寝具類 ⑨陽光 ⑩部屋と壁の清潔 ⑪身体の清潔 ⑫余計な励ましと忠告 ⑬病人の観察

　この視点から自ら行った看護を振り返り、あらためて援助を考えると、次の太字の部分が追加されると考えます。

①エネルギー消耗が激しい
　　→**換気や保温**に努め呼吸を整えること、栄養を整える必要性
②発汗が多く、脱水状態に陥りやすい
　　→水分・塩分の補給、**寝衣、シーツ交換**の必要性
③口腔内細菌の繁殖など清潔の保持ができない
　　→口腔内、**陰部、皮膚の清潔、部屋全体**の清潔保持の必要性
④不安感・脱力感が心身の消耗を激しくする
　　→不安の緩和、**患者さんの気持ちに変化が起きるような気遣いや静か**
　　　な落ち着いた環境の提供
⑤家族の不安感が増大しやすい
　　→家族への支援（**感染予防**に対する教育内容も含む）

　以上の事例に対するそれぞれの対応を整理してみましょう。まず、この事例の母親と看護師の対応は、仮に両者が外見上は同様の行動をとっ

こんなときは看護理論に基づいて……
まず、患者さんの生命力を消耗させて
いるものは、何かを考えると……

理論に基づいて実践して
こその看護です。
理論を学び続け実践に
活かすことは、看護専門職として
の「自分育て」につながります！

図 看護理論に基づいた看護実践

たように見えても、その行動を支える考えが異なれば、観察、判断およ
び行動も異なるという関係にあります。この看護師は専門職としての判
断や予測に基づく行動をし、発熱による心身への影響ばかりでなく、家
族への影響も重要と考え援助しています。したがって、看護実践（行動）
は、その人の看護に対する考えが反映され、表現されたものと位置づけ
られます。

　次に理論を用いることで、どのように実践が変化したのかを見てみま
しょう。ナイチンゲールの「看護とは何か」に基づき看護実践の目標が
明確になり、その方法として13項目の視点を用いることで、あらゆる
角度から生命を消耗させるものをアセスメントする能力が高まりまし
た。また、生活過程を整える援助も、物理的な環境を整え、快適さを幅
広く捉えた援助とともに、患者さんの気持ちの変化が起きるような働き
かけをしています。このように、理論は看護実践の目標を明確にし、目
標を達成するために必要な方法を提示し、的確な判断と新たな視点を加
味し適切な援助を導くといえるでしょう（**図**）。

　以上から、看護実践は、「何を大切にして看護を実践するのか、看護
をどう捉えているのか」という看護師の考え方、すなわち看護観によっ

て決定されるといえそうです。看護理論は、この一人ひとりの看護師の考え方や看護観を育み、広げ、深めていくものです。同時に、理論は看護実践に目標を与え、現場の実践の質を高め、看護師としての役割を明確にします。また、理論に基づく視点で評価することによって自己の看護の適切性や課題を浮き彫りにします。

最後に「看護は実践の科学である」といわれるように、いかなる看護理論も実践に反映されて初めて「看護」になりうるという特徴をもっています。理論は学ぶだけでなく実践することが重要であり、理論を活用して実践が変わることを実感する経験こそが専門職としての「自分育て」につながるといえるでしょう。

このように、理論と実践は表裏一体のもので、両者は不可分であり、理論のあるなしは、現場の看護の質や看護師のやりがいを左右することにもなるのです。

本書ではこれから、この「看護理論」をやさしく解説していきます。自己の実践と密着している看護理論を、今こそ学習してみようではありませんか！

POINT
- 看護実践は、その看護師のもつ考え方すなわち看護観によって決定される。この看護観を育て、広げ、深めるのが看護理論である。
- 看護実践を支えるものは、看護理論である。両者は表裏一体のものであり、現場の看護の質や看護師のやりがいを左右する。
- 看護は実践の科学であるので、いかなる看護理論も実践に反映させて初めて看護になりうるという特徴をもつ。理論を学び実践することが重要であり、看護専門職としての「自分育て」につながる。

引用・参考文献
1) フロレンス・ナイチンゲール. 看護覚え書: 看護であること看護でないこと. 第8版. 湯槇ますほか訳. 東京, 現代社, 2023.

第1章

看護理論の世界へようこそ
②看護理論の変遷
看護理論はどのように開発されどこへ向かうのか

異なる文化で開発された理論を学ぶ心構え

　前章では「看護理論」と実践の関係について触れました。ここでは、今までに提唱されてきた理論の変遷について見ていくことにしましょう。

　近代の看護は、19世紀にフロレンス・ナイチンゲールによって確立され、発展してきました。看護理論もまた、ナイチンゲール以来、その時代の影響を受けながら、主にアメリカで開発され発展し、わが国にも導入されて今日に至っています。

　したがって、今日皆さんが目にする「看護理論」はほとんどがアメリカで開発されたものなのです。ですから、私たち日本人には、理論がピタッとこないと思われる部分もあるかと思います。そんなとき、理解できないのは自分のせいだと責めないで、次のことを考えてみるとよいかと思います。

　まず、「看護理論」がアメリカで開発された以上、文化的に異なるアメリカ人を対象に実証されたものなので、わが国にそぐわない点があっても当然だということです。そのような場合、いかに私たちが文化の違いを意識し調整して活用するかが大切になってくると思われます。

　次に、皆さんが今まで手にしてきた「看護理論」のテキストは、翻訳なので理解できる内容に限界があるということです。実は私にも経験があるのですが、できる限り原著に忠実に訳す努力をしていても、まったく日本と実情が異なる内容は省略します。また、適切な日本語を当てはめようと探してはいますが、仮に原著のなかで"sickness"、"illness"、"disease"のように同義語が3つあっても、日本語では"病気（疾病）"

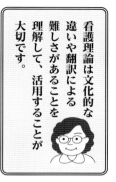

図1 文化の違いを踏まえた理論の理解

と訳して全部1つの単語になってしまうこともあります。そのように、実は微妙に原著とは意味合いが異なっていることがあります。

反対に、日常的に使う日本語のイメージでその理論で重要とされる用語を読み進めると、原著では意味が異なることがあります。例えば、ロイの"適応"ですが、日本語では受け身のイメージですが、ロイは状況の変化を肯定的に捉え、積極的に周囲に働きかけ対応していくという定義で用いています（図1）。その理論家による定義を確認することではじめて、理論を正しく理解することができます。

したがって、心構えとして「文化の違いがあること」「翻訳であること」「用語の定義が日常と違う場合があること」などを知って、そのうえで理論を理解し活用することが大切です。

さあ、以上の点を頭に入れて、「看護理論」の道を一緒にたどってみましょう！

看護学の確立を目指した看護理論開発への取り組み

「看護理論」の始まりがナイチンゲールであることは、前述しました。彼女は、「看護職は医学と異なる専門職である」とし、看護の本質を明らかにした人です。しかし、残念ながら、社会は看護を医学とは別のも

13

のと見なさず、医学の補助的役割とする見方が強かったのです。

　しかし、第2次世界大戦後になって疾病構造が変化すると、看護師に社会全体の保健や疾病予防、健康増進を担う人材を求める社会の要請が起こりました。医学だけではなく、幅広い、心理学や社会科学の知識をもつ専門職として、さらに専門分野としての看護学の確立を目指す機運が高まります。看護学を確立するための条件として、知識的基盤である理論の構築・研究、教育の高等化、職能団体の存在、倫理綱領などがありました。看護師育成のために大学での教育が増加し、コロンビア大学ティーチャーズ・カレッジやイエール大学の大学院（修士・博士）を修了した看護教員や学位をもった看護師たちによって研究が推進されます。1952年には看護専門誌「Nursing Research」が創刊され、看護理論や研究方法などの出版が始まるとともに、時代は大きく動き始めました。

　また、1962年には大学院教育に対して、連邦政府から補助金が出され、理論開発は看護に向けられた国家目標になりました。そして、職能団体のアメリカ看護師協会（American Nurses Association；ANA）も声明を出し後押ししたこともあり[1, 2]、次々と看護理論が発表されるようになりました。

　さまざまな看護理論家が、「看護とは何か」「看護の目的は何か」などの問いを独自に立て、それぞれの看護実践における経験や背景から、看護の焦点となる現象を明確化し、理論を構築していきました。具体的には、焦点となる看護現象を記述し、それに関連する要素とその関係性を説明し、どのような看護ケアを実践するとその結果が起きるのかを予測していきました。そうすることで、実践をコントロールすることにより変化を与え、ケアの質を高めることができると発見したことを言語化し、公表するというプロセスを経て、理論が開発されていきました[3, 4]。

　ここで、当時の理論開発に向けたドロシー・ジョンソンの悩みを具体的に見てみましょう。

ドロシー・ジョンソン*の理論開発に向けた当時の悩み （文献5より引用）

「私は大学でいくつかの臨床科目を教える責任を新たに担うように なっていた。看護の教育カリキュラムの内容は、医科学中心、しかも医 師が教える。補講的に看護教員が教えるという現状であった。

私自身の教育経験から、看護は専門職あるいは少なくともそうなりつ つある職業であること、一専門職としての看護は、患者に対し独自で意 味ある貢献、医師その他の保健専門職がするのとは違った、しかしそれ らと互いに補完しあうようなものであるということを、私に確信させて いた。

一方、私たちは、実践のための科学的基礎を持続的に開発していく責 任をはじめ、看護の知識の拡大に寄与するすべを見つけるよう励まされ た。

残念なことに、その当時の私は、「看護ケアにおける看護の明確な目 的は何か」という疑問に明快で簡潔な答えを見つけることができなかっ た。少なくとも広く意見の一致が見られると思われる答えを見つけるこ とはできなかった。

1946年になり、ナイチンゲールの『看護覚え書』が私の思考を方向 づけてくれた。2つのポイントとなる、①その人の基本的ニーズへの注 目、②その人と環境の関係に関する関心が、行動システムの理論開発の 端緒となった。

その後、20年近くかけていくつもの段階を踏んで、社会学、生物学、 心理学の領域の特に一般システム理論の知識を総合、再編成し行動シス テム理論を構築した」

*ドロシー・ジョンソン：ロイやメレイス、マーガレット・ニューマンなどに大きな 影響を与えた教育者、理論家。

表1 主な看護理論

年代	理論家	理論 (著書)	テーマ・レベル別	出版年	日本への導入年
1850〜	フロレンス・**ナイチンゲール**	看護覚え書	環境	1859	1968
1950〜	ヒルデガード E. **ペプロウ**	人間関係の看護論	相互作用	1952	1973
1960〜	ヴァージニア・**ヘンダーソン**	看護の基本となるもの	ニード	1960	1961
	フェイ・グレン・**アブデラ**	患者中心の看護	ニード	1960	1963
	アイダ・ジーン・**オーランド**	看護の探求	相互作用	1961	1964
	アーネスティン・**ウィーデンバック**	臨床看護の本質	相互作用	1964	1969
1970〜	マーサ E. **ロジャーズ**	ロジャーズ看護論	システム	1970	1979
	アイモジン M. **キング**	看護の理論化	相互作用	1971	1976
	ドロセア E. **オレム**	オレム看護論	ニード	1971	1979
	ジョイス・**トラベルビー**	人間対人間の看護	相互作用	1971	1974
	ベティ・**ニューマン**	ベティ・ニューマン看護論	システム	1974	1999
	シスター・カリスタ・**ロイ**	ロイ看護論	システム	1976	1981
	マデレン M. **レイニンガー**	文化を超えた看護	ケアリング	1978	1995
1980〜	ドロシー E. **ジョンソン**	行動システムモデル	システム	1980	—*
	ジュリア B. **ジョージ**	看護理論集	メタ理論	1980	1982
	ローズマリー・リゾ・**パースィ**	パースィ看護理論	現象学	1981	1985
	ノラ J. **ペンダー**	ヘルスプロモーション看護論	中範囲理論	1982	1997
	ウォーカー&アヴァント	看護における理論構築の方法	メタ理論	1983	2008
	チン&クレイマー	看護理論とは何か	メタ理論	1983	1997
	パトリシア・**ベナー**	ベナー看護論	ケアリング	1984	1992
	ジャクリーン・**フォーセット**	看護モデルの理解 分析と評価	メタ理論	1984	1990
	アファフ I. **メレイス**	セオレティカル・ナーシング	メタ理論	1985	2021
	ジーン・**ワトソン**	ワトソン看護論	ケアリング	1985	1992
	アン・マリナー・**トメイ**	看護理論家とその業績	メタ理論	1986	1991
1980〜	マーガレット A. **ニューマン**	マーガレット・ニューマン看護論	ケアリング	1986	1995
	マール H. **ミシェル**	不確かさ理論	中範囲理論	1988	—*
1990〜	クリスティン M. **スワンソン**	ケアリング中範囲理論	中範囲理論	1991	—*
	コービン&ストラウス	病みの軌跡理論	中範囲理論	1991	1995
2000〜	**ローパー&ローガン&ティアニー**	生活行動看護モデル	ニード	2002	2006
	キャサリン・**コルカバ**	コンフォート理論	中範囲理論	2003	2008
	アファフ I. **メレイス**	移行理論と看護	中範囲理論	2010	2019

* 著書としては翻訳されていないので、メタ理論家の著書[6〜8]などを参照。

16

看護理論の発展過程

今日までの看護理論の発展過程を主な看護理論でたどると表1のようになります。また、年代別の理論開発のテーマは図2のようになっています。では、年代別に理論開発のテーマや傾向を見ていきましょう[9]。

1950〜60年代：ニード論と相互作用論の開発

1950〜60年代には、「看護は何をする（している）のか（What ?）」を問い、人間のもつ基本的ニードとその不足に焦点を当て看護師の機能と役割を説明する「ニード論」を、ヘンダーソンやアブデラ、オレムらが開発しています。また、「どのように看護を行うのか（How to ?）」を問い、患者さんと看護師の相互作用のプロセスや人間関係に焦点を当てた「相互作用理論」がペプロウによってまず開発されます。その後、オーランド、ウィーデンバック、キング、トラベルビーらが続きます。いずれも、精神医学、生理学、心理学などを基盤に発展させた理論です。

理論が発展した背景には、理論家を次々輩出する学究的な（一途に学問や研究に打ち込むさま）環境がありました。例えば、コロンビア大学ティーチャーズ・カレッジ大学院の修了生には、ペプロウ、ヘンダーソン、アブデラ、オーランド、ウィーデンバック、ロジャーズ、キングがいます。また、イエール大学教員、大学院修了生には、ヘンダーソン、

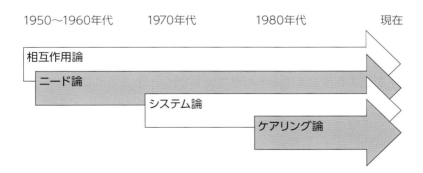

図2 看護理論の年代別テーマ別変遷

オーランド、ウィーデンバック、オーランドの教え子のトラベルビーがいます。同時期、前後にそこに存在し、理論構築に向けて対話し切磋琢磨したことがうかがわれます。

1970年代：システム論とメタ理論の開発

● システム論

1970年代には、多くの看護理論が「なぜ私たちはそれを行うのか（Why？）」「看護の目標・成果は何なのか」という看護の本質的な問いを投げかけ、生物物理学領域や社会学のシステム論などを基盤に導き出しました。システム論に分類されるロジャーズ、ジョンソン、ロイ、ベティ・ニューマンなどの理論です。システム論は「部分ではなく全体としての人間」「環境と常に相互作用する人間」に着目します。これらは、仮説を立てて演繹的に推論し、一般化できるように開発されました。ただ、適用範囲が広く抽象度も高い大理論であるため、実践で用いるのは難しいのではないか、大学でカリキュラムの構築に用いるための理論になっていないかという評価も出てきました。

● メタ理論の出現

1970年後半になると、さまざまな理論が開発されるようになり、「それは理論といえるのか」「そもそも看護理論とは何なのか？」という疑問が生まれるようになりました。1978年には、理論開発促進のためのカンファレンスやシンポジウムが開かれています。ロイは看護の大きな転換期で、看護にとって非常にわくわくするすばらしい年であったと振り返っています[10]。

このような動きのなかで、理論自体を対象とし研究する理論家、メタ理論家が生まれてきます。フォーセット、トメイ、メレイス、ウォーカー＆アヴァントなどです。メタ理論は、「看護理論とは何か？（定義、分類、中心となる概念）」「理論構築の方法は？」「理論の分析や評価の視点は？」という疑問に応える理論です。著書としてまとめるにはタイムラグがあるため1980年代前半に出版されることになり、日本でもこれらの理論集が導入されています。

レベル	特徴
メタ理論 (meta theory)	看護における理論自体を対象にした理論。看護理論の定義、理論の分析と評価の基準の提唱、看護における理論構築、概念開発の方法などを提示。
大理論 (grand theory)	抽象度の高い看護全体にわたる広範囲の視点をもつ理論。
中範囲理論 (middle range theory)	抽象度は中程度で、さまざまな看護分野を横断する特定の現象、概念に焦点を当てる理論。
実践理論 (practice theory)	抽象度は低く、特定の集団、特定の分野に限定された現象に焦点を当てる理論。ある目標達成に必要とされる具体的な行動を扱う。

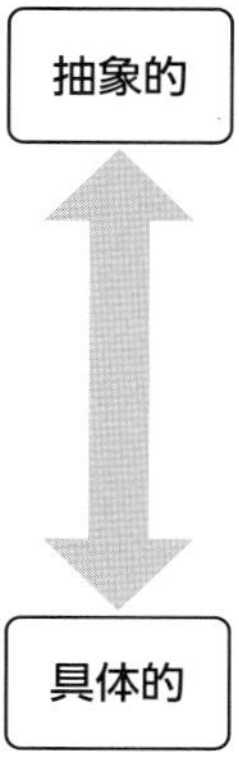

抽象的 ⇅ 具体的

図3　看護理論のレベル（文献11、12より作成）

このように、1970年後半以降、看護理論にメタ理論という別のレベルが加わり、その後も変化が続きます。看護理論をレベル別にまとめると 図3 11, 12) のようになります。

1980年代：ケアリング理論と中範囲理論の増加、既存の看護理論の改訂
● ケアリング理論

1970年代の演繹的手法の理論に対する反省として、1980年代には看護理論には質的な変化が見られるようになりました。実践に基づき帰納的手法により、看護理論を開発する動きです。その代表が民族看護学の手法を用いたレイニンガー、現場での経験をより本質的に記述しようとする現象学の手法を用いたベナーの看護理論です。この2人は、テーマとしてはケアリングの理論に分類され、そのほかにもジーン・ワトソン、マーガレット・ニューマンが開発しました。ケアリングそれ自体とケアリングによって患者さんと看護師の両方に生じる変容（自己成長や自己実現、ヒーリングなど）に着目します。

また、マーガレット・ニューマンの理論は、ロジャーズのシステム論の影響も大きく受けています。量子物理学の「意識とエネルギー、パターン」の考え方を発展させた理論家には、ほかにもパースイがいます。この3人の理論については、最近では"Unitary Transformative

Paradigm" に分類され、「それ以上還元できない統一体で、意識とエネルギーに着目し常に変革する特徴」をもつ理論といわれています[13]。なお、パースイの理論は現象学としても分類されています。このように、理論のテーマは一つとは限りません。前述した 表1 では、主なテーマを示しているので参考にしてください。

● 中範囲理論の増加

1980年以降になると、さまざまな看護分野を横断する具体的な特定の現象や概念に焦点を当てる中範囲理論が増加しました。中範囲理論には抽象度が中程度で実践に反映しやすいという特徴があり、ヘルスプロモーションモデル（ペンダー）、不確かさ理論（ミシェル）、コンフォート理論（コルカバ）、移行理論（メレイス）などがあります。また、多種多様の現象に焦点を当てたテーマの中範囲理論は、その後も構築され続けています[14]。

● 既存の看護理論の改訂

1980年以降、看護理論を改訂する動きが活発化しました 表2 。このような看護理論では、メタ理論家によるそれぞれの理論に対する分析や評価を踏まえつつ、さらに理論を実践や研究で検証し、その結果を理論に反映させるというサイクルを繰り返しながら、改訂作業が進められました。また、ロイの理論などの大理論では、その内容の一部を中範囲理論で検証し、それを理論に反映させる例が見られます。ロイは第5版まで、オレムは第6版まで生涯をかけて、理論を検証し、改訂することになりました。

1990年代：実践理論の開発

1990年代の特徴としては、実践理論（状況特定理論ともいう）の開発が挙げられます。実践理論は、抽象度は低く、特定の対象集団または特定の分野に限定された具体的な現象に焦点を当てる理論です。特定分野でのある目標達成に必要な具体的な行動を扱い、実践により密接に関係し、臨床上の疑問に応えるかたちで開発され発展しています。

また、中範囲理論に基づいて実践理論を開発する例も多く見られるこ

表2 1980年代以降に改訂された看護理論の例

理論家	理論（著書）	出版年
オレム (1914〜2007)	オレム看護論：看護実践における基本概念 第2版	1980
	同書 第3〜6版	85/91/95/01
キング (1923〜2007)	キング看護理論	1981
ロイ (1939〜)	ロイ看護論：適応モデル序説 第2版	1984
	ザ・ロイ適応看護モデル 第1〜3版	86/99/09
レイニンガー (1925〜2012)	レイニンガー看護論：文化ケアにおける多様性と普遍性 第1〜2版	92/06
	同書 第3版 (McFarlandほか著)	2015
ワトソン (1940〜)	ワトソン看護論：人間科学とヒューマンケア	1985
	NURSING：The Philosophy and Science of Caring 第2版	2008
	ワトソン看護論：ヒューマンケアリングの科学 第2版	2012
ベナー (1943〜)	ベナー看護論：達人ナースの卓越性とパワー	1984
	ベナー/ルーベル現象学的人間論と看護	1989
	看護実践における専門性：達人になるための思考と行動 第2版	2009

とから、実践理論は著書ではなく主に論文として発表される傾向にあります。

　以上、看護理論の変遷を年代別に見てきました。看護理論のテーマは、1950年代よりニード論、相互作用理論、システム論、ケアリング理論を中心に変遷してきましたが、1980年代以降は、中範囲理論や実践理論の増加などにより、多種多様の現象に焦点を当てたテーマが見られるようになっています。

　看護理論のレベルには、メタ理論、大理論、中範囲理論、実践理論がありましたね。理論自体を分析するメタ理論が開発された1970年代後半以降の看護理論家は、理論のレベルを意識して開発することになります。しかし、それまでの理論が大理論か中範囲理論かの分類は、メタ理論家の視点によってさまざまです。混乱することもあると思いますが、分類にこだわりすぎずに学習を進めましょう。

理論開発の現状とこれからの方向性

　21世紀に入ってから現在に至るまで、それぞれのレベルで理論の開発とレベル間での検証が続いています。それぞれの理論の開発における理論と実践、研究の関係は、既存の理論を実践のなかで検証しながら理論を精錬すること、実践から理論を開発すること、研究から理論を開発すること、さらにはその理論を実践で検証するというサイクルが見られます。このような理論、実践、研究のサイクル（図4）が繰り返され、受け継がれるなかで、看護理論は改訂されていくことでしょう。

　それぞれの理論のレベル間でどのように関連し合って理論開発や検証が行われているかについて、メタ理論家のウォーカー＆アヴァントは、図5 [15)]のように示しています。それぞれのレベルの理論がほかのレベルの理論を明確化したり方向づけたりする働きと、実践で検証し、それぞれのレベルの理論を洗練化する働きなどです。今後もそれぞれが刺激し合いながら、特に中範囲理論と実践理論において理論開発が進んでいくものと思われます。

　さらに、理論の主要な概念を分析し、適切な概念にするための概念分析、看護実践における出来事や新たな関心のある現象から概念を開発する取り組みなどがさまざまに見られるようになっています。概念分析で

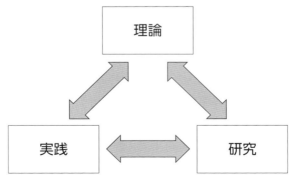

図4　理論、実践、研究のサイクル

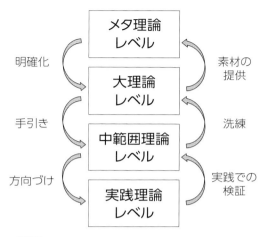

図5 看護理論のレベルと関連性 （文献15より改変）

は、日本でもケアリング、レジリエンス、コンフォート、悲嘆などについて研究されているので、関心のあるキーワードについてはデータベースで検索してみてください。

　今後、概念それ自体の開発やそれに基づく理論の開発もますます促進されていくでしょう。日本においても独自の文化に根差した看護理論の開発、中範囲理論、実践理論の検証が求められています。

　最後はたいへん難しい用語を並べてしまいましたが、次節ではまず概念について説明します。さらに次章からは、看護理論家による理論を具体的な事例紹介とともに見ていきましょう。

POINT

- 看護理論は、看護を専門職とし、看護学という学問分野として確立するために開発されてきた。
- 看護理論はナイチンゲールや多くの看護理論家の対話に始まり、幅広い学問領域の知識を基盤に総合し、演繹的手法や帰納的手法を用いて開発するなかで発展してきた。
- 看護理論のテーマは、1950年代よりニード論、相互作用論、システ

ム論、ケアリング論を中心に変遷してきたが、1980年代以降は多種多様になっている。
- 看護理論のレベルには、メタ理論、大理論、中範囲理論、実践理論がある。
- 看護理論は、理論・実践・研究のサイクルのなかで検証し、精錬、開発していく必要がある。
- より実践に反映される中範囲理論や実践理論の開発、新たな概念に基づく理論の開発を促進することが求められている。

引用・参考文献

1) アファフ I. メレイス. "理論的看護の途上にて：ステージと道標". セオレティカル・ナーシング：看護理論の開発と進歩・原著第6版. 中木高夫ほか監訳. 東京, 看護の科学社, 2021, 75-103.
2) 筒井真優美編著. "看護理論の歴史". 看護理論家の業績と理論評価. 第2版. 東京, 医学書院, 2020, 54-73.
3) ペギー L. チンほか. "経験の表現としての看護理論". 看護理論とは何か. 原著第4版. 白石聡監訳. 東京, 医学書院, 1997, 22-3.
4) 前掲書1). "理論：メタファー, シンボル, そして定義". 38-42.
5) フロレンス・ナイティンゲール. "行動システムモデルの源流". ノーツ・オン・ナーシング 1859：11人の看護理論家による『ノーツ・オン・ナーシング』と私. 小玉香津子ほか訳. 東京, 日本看護協会出版会, 1997, 41-8.
6) アン・マリナー・トメイほか. "ドロシー E. ジョンソン 行動システムモデル". 看護理論家とその業績. 第3版. 都留伸子監訳. 東京, 医学書院, 2004, 257-75.
7) 前掲書2). "マール H. ミシェル：不確かさ理論". 460-75.
8) 前掲書2). "クリステン M. スワンソン：ケアリング中範囲理論". 476-90
9) 前掲書1). "鏡, 顕微鏡または望遠鏡を通して見た看護理論". 197-214.
10) シスター・カリスタ・ロイほか. 21世紀の激変する時代へのメッセージ. 看護研究. 50(7), 2017, 636-41.
11) ロレイン O. ウォーカーほか. "理論開発のレベル". 看護における理論構築の方法. 中木高夫ほか訳. 東京, 医学書院, 2008, 7-14.
12) 前掲書1). "中範囲理論を開発する". 462.
13) Butcher, HK. et al. "Conceptual Models/Grand Theories in the Unitary-Transformative Paradigm". Nursing Theories and Nursing Practice. 5 th ed. Smith, MC. et al., ed. Philadelphia, F. A. Davis, 2020, 235-89.
14) 前掲書13). Meleis, AI. et al. "Middle-Range Theories". 349-538.
15) 前掲書11). "背景からみた理論開発". 23.

第**1**章

看護理論の世界へようこそ
③理論活用のポイント
さまざまな理論を専門職としての「自分育て」につなげよう

各理論家が焦点とした現象や中核となる考え方を知る

　あらためて「看護理論とは何か」について、さまざまなメタ理論家の看護理論の定義とともに共通項を引き出すと、次のようになります。

> 看護理論とは、看護の本質について系統的な見方を提示するものである。看護の焦点となるある現象を記述し、主要な要素との関係を説明し、看護ケアの成果を予測し、規定（コントロール）することで、実践の質を高めようとするものである。

　それぞれの理論家は、自分自身が直面した状況や、関心を寄せ明らかにしたいと考えた焦点となる現象を取り上げます。つまり、看護の場で起こる複雑な現象について、それぞれ違った視点から異なる面を理論化しているということになります。前節で見たように、看護理論のテーマは「ニード」「相互作用」「システム」「ケアリング」に大きく分類されました。それぞれの理論家は、自ら考える看護の焦点をより明確に記述し、ケアの質を高めるために理論の中核となる考え方を説明し、ケアの結果や成果を予測して、理論を展開します。例えば、「相互作用」の何に焦点を当てるのかは、ペプロー、オーランド、トラベルビーでそれぞれ違うということです。

　ここでは、看護理論を知り活用するうえで大切な5つのポイントを説明します。これらは同時に、本書で理論を読み解くうえで必要となるポイントでもあります（**図1**）。看護理論で用いられる、「難しい」と思っ

1	● 各理論家が焦点と考えた看護現象とその背景を知る。
2	● 焦点をめぐる理論の中核となる考え方を知る。
3	● 理論を実践に活用する方法、成果の予測、看護師の役割を知る。
4	● 理論に基づき看護過程を展開してみる。
5	● 今、直面している状況を好転させるヒントが得られたかを評価する。

図1 看護理論を活用するための5つのポイント

てしまいがちな用語についても解説していきます。

看護理論を活用するためのポイント

基本用語の解説

　まず看護理論を活用するためのポイントを知り、理解するうえで必要となる、前提、概念、命題、メタパラダイムという基本用語について説明します。

用語解説[1~3]

- **前提（assumption）**：理論家が真実とみなしているもの。信念でもあり、その理論の基礎・土台となるもの。
- **概念（concept）**：ある現象の本質に対する考えを簡潔に表現したもので、理論の主要な構成要素となるもの。
- **命題（proposition）**：概念と概念、あるいは2つ以上の概念間の関係を記述したもの。
- **メタパラダイム（metaparadigm）**：ある学問領域を体系化するために必要な概念枠組みのこと。

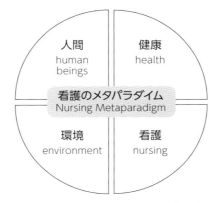

図2 看護のメタパラダイムである4つの概念

では、これらの用語を踏まえて、看護理論を活用するためのポイントを見ていきましょう。

各理論家が焦点と考えた現象とその背景を知る

焦点と考えた現象や、なぜその現象に関心をもったのかといった背景について知りましょう。また、その前提（理論の基礎・土台となるもの）となる考えがあれば、把握するようにします。

焦点をめぐる理論の中核となる考え方を知る

まず中核となる考え方について、理論家が焦点とする現象とそれをめぐる主要な構成要素である概念を把握します。次に、一つひとつの概念の定義を確認し、それらの関係をどのように捉えているか（命題）を明らかにしましょう。

また、看護の学問領域を体系化する概念枠組みとなるメタパラダイム（図2）である人間、健康、環境、看護の4つの概念について、その定義とそれらの関係がどのように記述されているのかを確認しましょう。そうすることで、それぞれの看護理論への理解がさらに深まることでしょう。

ただし、このメタパラダイムは1970年代後半にメタ理論家によって明確にされたものであり、それ以前に開発された理論では4つの概念が明確に定義されていない場合があります。そこで本書では、できる限り

さまざまな著書や理論集から4つの概念にかかわる定義や関係性を読み取り、まとめるようにしています。

理論を実践に活用する方法、成果の予測、看護師の役割を知る

　各理論家の理論を用いることで、次のようなことに関する説明を確認します。

- どのような結果、成果（outcome）があると予測しているか。
- そのためにどのような看護ケアを実践するのか。
- そのプロセスでどのような看護の役割が求められるのか。

理論に基づいて看護過程を展開してみる

　本書では、それぞれの理論の視点を一貫してもち、看護過程を展開する具体例を示しています。

　看護理論と看護過程の関係を見ると、看護過程は「どのような方法でどのように行うか」（How）の問いには答えますが、看護理論は「何のために」「なぜ」「何を目指してケアを行うか」（Why、What）の問いに対する答えを明確にするといわれています[4]。つまり、理論に基づいて、看護の目標を定め、目標に沿ったケアを実践し評価するという一連のプロセスを描こうと試みるのです。

今、直面している状況を好転させるヒントが得られたかを評価する

　皆さん自身が実践で直面している複雑な状況について、それぞれの理論家が焦点とした現象や中核となる考え方をたどり整理することで、ケアの質の向上や変化をもたらすヒントや方法を得られたかどうかを評価し、今後の課題を見つけます。

❖ さまざまな理論を知り、視点を変え、「自分育て」につなげよう

　最後に、看護理論を学ぶ旅立ちの前に、看護理論を実践に活用する際に留意すべき点を最終確認しておきましょう。

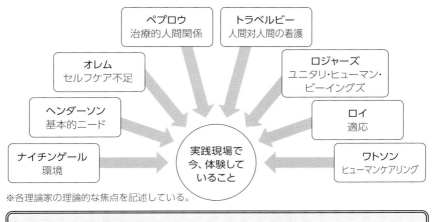

※各理論家の理論的な焦点を記述している。

まずは一つの理論を実践と重ね合わせ、丁寧に学びます。次に、残された課題は、視点を変えて別の理論から考えてみましょう。さまざまな理論を知って視野を広げ、実践に生かし、「専門職としての自分育て」をしましょう。

図3 さまざまな理論から現場体験を問い直す

　理論を活用することで、ある状況について説明しやすくなり、予測もできるようになることは、看護の質を向上させることにつながります。ただ、その際に留意すべきポイントは、臨床の看護実践の場面で起こっている現象は複雑なので、一つの理論だけで説明するには限界があるということを知っておいてもらいたいのです。

　例えば、一つの理論を用いて事例検討をする場合、その理論を当てはめ、その理論の範囲内で捉えてしまうことがしばしば見受けられます。そうなるとかえって視野が狭くなり、そこで起こっているほかの重要な現象を見逃してしまうという危険があります。すべてをその理論で説明しようとしないで、この理論で明らかになったことと、それ以外に含まれていたことを区別して考えることが必要です。

　つまり、実践の場においては常に、一つの理論の見方より複雑であり、それだけで終わらない、何か新しい関心を生み出す創造的な場であるこ

とを自覚しておくことが重要なのです[5, 6]。そのような自覚があれば、その新しい関心がさらに新たな看護の焦点となり、コンセプト（概念というと難しく感じるので、ここではあえてコンセプトとします）が開発され、新しい中範囲理論につながるという展開になるかもしれません。

　メレイスは、「看護理論は互いに補い合う（補完する）ものである」[7]、また樋口は「実践の場において、ある現象を観察しそれに取り組むとき、一つの理論に頼らず、多くの異なる理論の視点から追求することで、実践に対する視野は広くなり、新しい看護の可能性が生まれてくる」[8]と言っています（**図3**）。そのためには、まずさまざまな理論を知って、状況に合わせて理論を自ら選択する能力を身につけ、視点を変えて違う理論も探究しようとする心意気が必要であるといえるでしょう。そのことが「専門職としての自分育て」につながります。

　では、看護理論の旅に出かけ、さまざまな理論家の理論開発に向けられたパッション（情熱）に触れながら学んでいきましょう。

引用・参考文献

1) アン・マリナー・トメイほか. "看護理論入門：歴史・用語・分析". 看護理論家とその業績. 第3版. 都留伸子監訳. 東京, 医学書院, 2004, 3-13.
2) アファフ・I・メレイス. "理論評価のモデル：記述, 分析, クリティーク, 検証, そして裏づけ". セオレティカル・ナーシング：看護理論の開発と進歩. 原著第6版. 中木高夫ほか監訳. 東京, 看護の科学社, 2021, 215-46.
3) ジャクリーン・フォーセット. "現代の看護知識の構造". 看護理論の分析と評価. 新訂版. 太田喜久子ほか監訳. 東京, 医学書院, 2008, 1-40.
4) ポーラ J. クリステンセンほか編. "看護実践の理論的基盤". 看護診断入門ナーシングプロセス：看護モデルの実践への展開1 理論編. 第4版. 江川隆子ほか監訳. 東京, 廣川書店, 1996, 32.
5) パトリシア・ベナー. 看護における理論の必要性. 看護研究. 18(1), 1985, 3-47.
6) シャーリー M. ジーグラー編. "理論にもとづく看護実践とは". 理論にもとづく看護実践：心理学・社会学の理論の応用. 竹尾惠子監訳. 東京, 医学書院, 2002, 2-4.
7) 前掲書2). "理論 メタファー, シンボル, そして定義". 41.
8) 樋口康子. "増補版の序". 現代看護の探究者たち：人と思想. 増補第2版. 小林富美栄ほか編. 東京, 日本看護協会出版会, 2009, iv.

第2章

ナイチンゲールの看護理論
環境と看護
①基礎編

❖ ナイチンゲールの多彩な才能と先駆的活動

　さあ、これから、ナイチンゲールの看護理論を学習していきましょう。

　ところで皆さんは、ナイチンゲールを知っていますか？ こんなことを言うと「失礼な！」と叱られそうですが、実はかつて私が看護短大（2年課程）で調査したところによりますと、看護学生が彼女について知っていたのは、3つの単語だけだったのです。

　それは「白衣の天使」「クリミア戦争」および『看護覚え書』（あるいは『やさしい少女時代』）でした。

　これらは断片的な知識で、しかも文章ではなく単語であることに私は驚かされたのです。そこで私が「クリミア戦争って、どことどこの国の間の戦争だったの？」と聞けば、皆うつむいて「……」となり、「『看護覚え書』には何が書かれているの？」と問うても、やはり「……」だったのです。仕方なく、「あなたが知っているのは、『やさしい少女時代』だったのね」と水を向けてみると、「ええ、犬がけがをしたとき、介抱してあげたのです」とうれしそうに語ってくれるのでした。

　私は一応、彼女たちの発言を支持しながらも内心は不満でした。なぜならば、それはナイチンゲールの全体を表しているとはいえないからです。おそらく学生たちが子ども時代に読んだ伝記の知識がどこかに残っていて、そのような発言になったものか、あるいは短大の入学前に学習した断片的知識によるものかだと思えたからです。

　ナイチンゲールは、臨床での看護経験は3年足らずでしたが、クリミア戦争から戻った後、次のような先駆的で多様な活動を行いました[1, 2]。

31

①**看護の発見者・近代看護の確立者**：最初に「看護」という言葉を使い、看護を定義し、看護であるものとそうでないもの、目的と方法を明確に示した。また、ナイチンゲール看護学校を設立し看護教育の発展に尽力し、看護管理者として看護部組織の独立などを実施するとともに、訪問看護活動・保健活動の推進など、多岐にわたって看護の基盤づくりに貢献した。そのため、看護の発見者であり、近代看護を確立した人といわれている。

②**執筆家**：看護にかかわることや、公衆衛生改革などを含め、生涯に150冊以上の著書を執筆している。

③**設計家**：ナイチンゲール病棟に代表されるように、病棟、病院をデザインした設計家である。換気、保温、陽光など「環境」をテーマにした彼女の看護観がいっぱい詰まった設計で、患者だけではなく看護するうえでも機能的でマネジメントしやすいという利点があった。

④**統計学者**：クリミア戦争でのイギリス陸軍の衛生状況について統計学を活用してデータ化した。そして、誰が見てもすぐわかるように視覚に訴えかけるグラフを作成し、時にビクトリア女王まで巻き込んで組織を動かし衛生改革を実現した。イギリス、インドにおける公衆衛生の改善に尽力した。

　政策提言が大きな課題になっている今日の看護界にとっても、この緻密な実行力から多くを学ぶことができます。晩年の彼女の声は録音テープに残っていて、今でも聞くことができます。とても凛とした厳しい口調で話をしています。その声は、私の想像するナイチンゲール像とピッタリと合い、思わず拍手を送りたくなってしまいます。そして、生涯学び続けた類まれなる女性としての姿、そして科学的な目と頭脳に脱帽しています（**図**）。

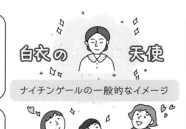

図 ナイチンゲールの多様な先駆的活動

看護を独自の視点で初めて定義したナイチンゲール

　では次に、彼女の看護理論の内容を見ていきましょう。ナイチンゲールは、「環境」と人間の健康状態に着目して看護理論と看護の取り組みを展開しました。

　まず、看護とは何かを初めて明言していることがわかる箇所を見てみると、「看護という言葉を私は使っていますが、これは他によい言葉が見つからないからです。看護といえばこれまでは、薬を与えたり、湿布を施したり、という程度の意味しかもちませんでした。しかし、看護とは、新鮮な空気や陽光、暖かさや清潔さや静かさを適正に保ち、食事を適切に選び管理する―すなわち、患者にとっての生命力の消耗が最小になるようにして、これらすべてを適切に行うことである、という意味をもつべきなのです」[3] と述べています。

　次に、医学とは異なる看護独自の視点で病気と健康の関係を捉える重要性について、「病気とは何か？ 病気は健康を妨げている条件を除去しようとする自然の働きである。それは癒そうとする自然の試みである」[4]

と述べています。人間の身体内部にある「自然治癒力」に目が注がれていますね。病気は、外部から受けた害（病原体や汚れた空気）による侵襲や、内部で起こる衰えによる変化に対して、自然治癒力を使ってもとのバランスのとれた状態に戻ろうとする自然の働きだというのです。

　また、「すべての病気は、その経過のどの時期をとっても、程度の差こそあれ、その性質は回復過程（reparation process）であって、必ずしも苦痛をともなうものではない」[5]とも言っています。この「病気は回復過程である」とはどういうことなのか。それは、病気を今までの結果としてみるのではなく、"回復しようとする自然の力が働いてきた過程（プロセス）"として病気を捉えるということです。したがって、そこに至るまでのその人の生活のありようや取り組みに着目します。次にこれから歩んでいく過程の方向性を考え、より健康を目指して今ここでの生活過程を整えることが必要になるというのです。回復過程にある人間に焦点を当て、人間のもつ自然治癒力に着目していくことは、極めて本質的であり、医学の捉え方とは異なる看護独自の視点を見事に言い当てています。

　したがって、「看護のなすべきことは、自然が患者さんに働きかけやすいように最もよい状態に置くことである」と言っています。では、「最もよい状態」とはどのようなものでしょうか？　患者さんのもてる生命力を最大限に発揮できるように、呼吸する空気、水、陽光、食物、身体の清潔や住居の衛生などを整えることであるというのです。

　これは、自然の働きによる回復過程が順調に進むように、患者さんの生活のありようをよい状態に置くこと、患者さんの生命力の消耗を最小にできるように働きかけていくことを示しています。

環境論と呼ばれ、環境と人間の関係をダイナミックに捉える

　次に、患者さんに自然の力が働きやすくなるような環境に着目しています。環境をその人をめぐるすべてのものとし、環境と人間のつな

がりをダイナミックに捉えています。そのため、彼女の看護理論は、「環境論」と言われています。ナイチンゲールの著作のなかでは、環境（environment）という言葉は使われていませんが、環境の要素である換気、保温、陽光、物音、清潔さなどについては説明しています。これらからナイチンゲールの考える環境を知ることができます。

　彼女のいう「環境」には、物理的・精神的・社会的環境という3つの種類があります。物理的環境要因には、空気や水、騒音や臭気、光や暖かさなどが中心に挙げられていますが、これはほかの精神的・社会的環境にも影響するものです。これらの環境要因が適切に整えられ、患者さんが最適な環境に置かれたとき、回復に向かうと述べています。一方、これらの看護の不足は、患者さんの回復過程を妨げ苦痛をもたらすことになるというのです。

　『看護覚え書』の各論にあたるところで、具体的な看護を展開する方法として、13項目を挙げています（**表**）。

　このように、ナイチンゲールの看護理論は、対象・目的・方法論を備えた立派なもので、それ以後に開発された看護理論の基礎になったといわれているのです。

表 ナイチンゲールによる環境の13要素

	項目	内容
①	換気と保温	室温を一定に保ち、十分に換気して新鮮な空気を取り入れる。
②	住居の衛生	清浄な空気、清浄な水、効果的な排水、清潔、陽光の5つの必須要素からなる。
③	小管理	患者に必要な看護の要点が、自分がその場にいなくてもおろそかにされないよう取り計らうこと。いつもどおり継続して行われるようマネジメントする。
④	音	不必要な音や心に何か予感を抱かせるような音、一人ひとり感じ方は異なるので患者にとっての騒音を避ける。
⑤	変化	変化(variety)がないことが心身の消耗につながるため、変化に富んでいること、多様なことを考えられるようにし、その人にとって変化を楽しむゆったりとした時間をつくる。

表 ナイチンゲールによる環境の13要素（続き）

	項目	内容
⑥	食事	食事を摂取する食事法に配慮し、時間や環境への注意不足で快適さや食欲に影響が出ないようにする。
⑦	食物の選択	患者に適した内容や量になるように、観察を綿密に行い工夫する。
⑧	ベッドと寝具類	患者にとって寝心地のよい安眠をもたらすよう、患者の活動状況に応じて整える。
⑨	陽光	患者にとって回復に不可欠な日光を直接浴びる時間を捻出し、部屋の向き、外を眺める時間などを工夫する。
⑩	部屋と壁の清潔	換気の前に部屋と壁の清潔が守れているかを観察し、清潔を保つ。
⑪	身体の清潔	皮膚の観察を行い、皮膚からの排泄物を取り除き、身体の清潔を保ち、衣類の交換、換気を行う。また、生命力が解き放たれるような体験となるように心がける。
⑫	余計な励ましと忠告	「友人たちからのどうにも救い難い励ましほど病人を苛立たせるものはない」ので、喜びそうな話題を提供するなど、見舞客の発言に注意する。
⑬	病人の観察	観察は、人命を救い健康と安楽を増進するために行うという目的を常に意識し、正確で綿密に迅速に行う。

❖ ナイチンゲールの看護理論とメタパラダイム

　　看護のメタパラダイムの構成要素である4つの概念は、前述のように人間・健康・環境・看護でしたね（**参照 p.27**）。ナイチンゲールの看護理論では、次のように考えられます。メタ理論家が看護学の専門性を高め体系化するために『看護覚え書』の約100年後に明確にしたものですが、いずれの概念もすでにこの本から読みとることができます。ナイチンゲールの理論の先駆性がここでも感じられますね。

- **人間**：環境との関係で人間を捉える。人間は、環境から影響を受ける存在で、自然治癒力をもっている。

- **健康**：人間の力を最大限に発揮させることによって、よい状態を維持することである。また、病気とは回復過程の状態であると捉える。
- **環境**：物理的環境に重点を置いている。人間をめぐるすべてのものが環境で、その人の健康状態に関係している。そして、最適な物理的環境が整えられれば、患者の精神的・社会的側面も同時に補うことができる。
- **看護**：自然の力が最も働きやすい状態に患者を置くことである。そのために、新鮮な空気、水、光、暖かさ、清潔さ、静けさなどを適切に保ち、食物の選択と管理もきちんとできることを意味するとし、「看護とは患者の生命力の消耗を最小にするように生活過程を整えることである」と定義づけている。

　また、ナイチンゲールの看護理論は「システム理論」「人間関係論」「ケアリング論」などさまざまな理論に直接的間接的に影響を与えていることがうかがえ、整合性があるともいわれています。このことは、これらの理論を開発した理論家たちがナイチンゲールの多くの著書と対話しながら理論開発を進めたことによると思われます。この経緯は、「11人の看護理論家による『ノーツ・オン・ナーシング』と私」[6]に詳しく書かれていますので、ぜひ手に取って読んでみてください。なお、ドロシー・ジョンソンへの影響については、すでに説明しました（**参照 p.14-15**）。

🍀 まとめ

　19世紀半ばから20世紀初頭にかけて出版された、看護ばかりではなく公衆衛生、病院、統計に関する著書と多様な先駆的活動、彼女のもつ尽きない新しさや行動力には目を見張るものがあります。現代の医療や社会情勢、新型コロナウイルス感染症（COVID-19）の世界的流行を受けて、「今だからこそ、ナイチンゲールの理論の再考を！」といえるかもしれません。

次節では、この理論を具体的な看護の場面に応用して、その内容をさらに深めていきたいと思います。

POINT

- ナイチンゲールは先駆的で多岐にわたる業績を残した類まれなる才能をもった実践家であった。
- 彼女の看護理論は、「環境論」ともいわれるように、患者をめぐる環境に焦点が当てられている。
- 人間は、環境から影響を受ける存在で、自然治癒力をもっている。
- 病気は回復過程である。
- 看護とは、患者の生命力の消耗を最小にするように生活過程を整えることである。
- 彼女の理論は、その後に開発された看護理論の源になるものである。

引用・参考文献

1）多尾清子. 統計学者としてのナイチンゲール. 東京, 医学書院, 1991.
2）城ヶ端初子編著. "先駆的な才能と活動". ナイチンゲール讃歌. 東京, サイオ出版, 2015, 36-55.
3）フロレンス・ナイチンゲール. "序章". 対訳 看護覚え書. 小林章夫ほか訳. 東京, うぶすな書院, 1998, 5.
4）フロレンス・ナイチンゲール. "病人の看護と健康を守る看護". ナイチンゲール著作集 第2巻. 薄井坦子ほか訳. 湯槇ます監修. 東京, 現代社, 1974, 125-55.
5）フロレンス・ナイチンゲール. "序章". 看護覚え書：看護であること看護でないこと. 第8版. 湯槇ますほか訳. 東京, 現代社, 2023, 13.
6）フロレンス・ナイティンゲール. "『ノーツ・オン・ナーシング』と私". ノーツ・オン・ナーシング1859：11人の看護理論家による『ノーツ・オン・ナーシング』と私. 小玉香津子ほか訳. 東京, 日本看護協会出版会, 1997, 33-145.

第2章

ナイチンゲールの看護理論
環境と看護
②実践編

　ナイチンゲールは「看護」を「生命力の消耗を最小にするよう生活過程を整えることである」と定義しました。では、この理論はどのように具体的に応用していけるのでしょうか？ ここでは2つの側面より取り上げてみたいと思います。1つめは『看護覚え書』のなかに挙げられている側面から、2つめは事例を用いて看護過程につなげる側面からです。

『看護覚え書』の側面からのアプローチ

　まずは『看護覚え書』の具体的な看護のなかから、彼女が最初に取り上げた「換気と保温」について一緒に考えていきましょう。彼女は、よい看護が行われているかどうかを判断する基準の第一が、患者さんの呼吸する空気が新鮮に保たれているか、そして患者さんの身体を冷やさずに屋外と同様の空気が保たれているかということであると断言するのです。つまり、室温を一定に保ちながら、十分に換気をして新鮮な空気を室内に取り入れることが、看護にとってまず最初に必要であるということです。

　そのように考えてみると、現在の医療のなかでは、換気はどのように行われているのでしょうか？ 多くの病院ではエアコンで自動的に換気され、看護師の手で窓を開閉する行為は少なくなりつつあるようです。しかし、現実には、エアコンという空調機器の機能への過信こそが換気不足や臭気の原因となっていることもあるように聞いています。

　では、一体ナイチンゲールのいう「換気」とは、どのようなものなのでしょうか？ そこでは窓と周囲の環境を考える必要があります。

39

私は1970年代にロンドンのある病院のナイチンゲール病棟を訪問しましたが、そのとき初めて彼女の言っている「換気」がわかった思いがしました。まず見学をした病室は広く、数人の患者さんが入院していました。病室の窓も広く明るくて、上下開閉式になっていました。日本の病室の窓は、だいたい横に開きますが、この上下に開くか、横に開くかが重要なことなのです。

　ナイチンゲール病棟の病室での換気は、窓の上を開け、外気が病室の上方から入ってきます。このとき風は患者さんに直接当たらず、病室を循環します。しかし、日本のように横に開く窓の場合は、外気は患者さんに直接当たってから、室内を循環するのです。

　健康者にとっては爽やかな外からの風も、体力が落ち消耗した患者さんに直接当たると、皮膚から熱を奪い、ますます生命力を消耗させることにつながるというのです。この状況は、扇風機の風に当たっていると最初は涼しくて気持ちがいいのですが、次第に疲労困憊していくことと同様です。

　したがって、ナイチンゲールのいう「換気」とは、「窓を開けて新鮮な空気を入れなさい。でも、開けるときは患者さんに直接風が当たらないようにしなさい。さらに、冷たい外気で室温を下げるのではなく、換気と暖房を両立しなさい」ということになります（図　）。

　でも、そんなことを言っていると、「じゃあ、横に開く窓の換気はどうすればいいの！」とお叱りの声が聞こえてきそうです。この場合は、窓の前にスクリーンを立てるとよいとナイチンゲールは言っています。風はスクリーンに直接当たり、そこから室内に循環するので、患者さんに直接当たることはめったにありません。ナイチンゲールはこのような方法上の工夫までも含めて実践することで、初めて看護師らしい働きをしたといえることを提唱した人なのです。

　さらに、ナイチンゲールは「病院だけではなく家庭でも、換気によって新鮮な空気を取り入れ、身体のすみずみまで十分に行き渡らせる暮らしをすれば、健康を増進できる」と言っています。すばらしい発想だと

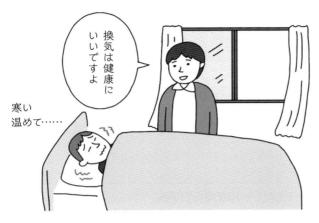
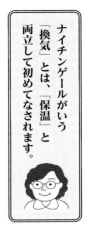

図 保温が不十分な換気のイメージ

思います。ぜひ試してみたいですね。

「換気と保温」、これは私たちが新型コロナウイルス感染症（COVID-19）の流行で感染予防のために考えさせられ、一番苦慮した課題であったのではないでしょうか。あらためてコロナ禍でナイチンゲールの先見性が再評価されたことも納得できますね。

ナイチンゲールの看護理論と看護過程

ナイチンゲールの理論を用いて看護過程を展開する場合、次のように環境が患者さんに及ぼす影響の大きさに焦点を当て、不適切な環境を調整し、生命力の消耗を最小限にすることが看護活動の中心になると考えられます。また、すべての過程で観察を重視します。

- **アセスメント**：13項目の環境要因が患者に及ぼす影響を観察する。
- **看護診断**：観察したデータを分析し、環境に対する患者の反応から看護がかかわるべき問題を抽出する。
- **看護計画**：病気の回復過程に反応する患者の能力を高めるために、環

境を調整する看護計画を立案する。

- **実施**：不適切な環境を調整し自然の力がうまく働くように、患者を最善の状態に置く援助をすべて実施する。
- **評価**：環境を変化させ、患者の生命力の消耗を最小限にすることができたかどうかを評価する。評価は患者の反応を含めたデータから明確にする。

事例にみるナイチンゲールの看護理論

　では、次の事例について、ナイチンゲールの看護理論を看護過程に応用し、展開してみましょう（**表**）。

> **事例**　患者のAさんは、60歳代・女性。大腸がんの手術後、化学療法の副作用と考えられる意識障害が悪化し2週間たっても改善しないため、急性期病院から介護医療型病院に3日前に転院してきた。意思疎通困難があり、ほとんどベッド上で過ごしている。食事はベッド上、ファーラー位で摂取。誤嚥なし。排泄はおむつ使用。車椅子移動は介助にて可能。夫と2人暮らし。夫の面会は毎日。友人の面会は、3日に1回3人ぐらい入れ替わってある。80歳代・女性の患者と2人部屋。2人とも意識障害があるため、交流なし。

　まず、Aさんは転院してきたばかりであるため、Aさんを取り巻く環境とその反応に焦点を当て、環境に影響する要素である13項目に基づいて情報を収集することから始めます。項目に基づき情報を整理した結果、空気や水、騒音や臭気、光などの物理的環境が不適切であることが明らかになりました。また、意識障害やそれによる自発性の低下によって、身体の清潔や食事や排泄への影響だけではなく、変化が乏しく単調な生活リズムとなり昼夜逆転も見られました。このように、ほぼすべての項目で看護がかかわる必要があることが明らかになりました。

表 ナイチンゲールの理論の看護過程への応用

看護過程	患者の状況
アセスメント	①換気と保温：エアコンがある。左右開閉の窓があるが、転落防止のため、10cmしか開かない。 ②住居の衛生、⑩部屋と壁の清潔：清潔に保たれている。 ③小管理：プライマリーナースはいない。さまざまな看護師が受け持っている。 ④音：看護師の訪室時の音などに敏感に反応する。 ⑤変化：夫、友人の面会以外、ほとんど閉眼している。枕元には季節の花の写真が2、3枚置いてある。 ⑥食事⑦食物の選択：軟食を40分かけてファーラー位で摂取している。意識がはっきりするまでに時間はかかるが、誤嚥はほとんどない。引膳はされず、そのままになっていることがある。 ⑧ベッドと寝具類：週1回シーツ交換。 ⑨陽光：午後から日光が当たるが、薄暗い部屋である。眺めもよくない。 ⑪身体の清潔：週1回入浴、週2回清拭。毎日お風呂に入るのが楽しみであった。褥瘡好発部位は異常なし。口腔、陰部の清潔は保たれている。 ⑫余計な励ましと忠告：夫は、「急性期病院では、職場の人の面会があり、励ましが負担になっていた」と言う。 ⑬観察：昼夜逆転がある。夫の面会時も開眼するが、すぐ入眠してしまう。夜間訪室時は開眼していることが多い。自発的な行動はほとんど見られない。排便は1～2回/日。トイレに移動できるが、尿意便意を伝えることができないため、おむつを使用している。
看護診断	意識障害・自発性の低下・単調な生活による生命力の消耗
看護目標 看護計画	環境を調整し、生活過程を整える。 ①新鮮な空気や陽光に触れる機会（院内散歩、デイルームへの移動など）を家族や友人の協力を得て1日1回はつくる。 ②変化を感じられるように、季節の花やその日のニュースなど新しい話題を提供する。 ③清潔を保持し、感染予防に努める。 ④清潔や食事などの快感や満足感が得られるようにする。 ⑤排泄や不潔などによる不快の感覚ができるだけ生じないようにする。 　・時間感覚や尿意などを示す動作を察知し看護師間で共有する。 　・引膳の遅れやさまざまな要因によるにおいの発生を防ぐ。
実施	計画の実施
評価	新鮮な空気や陽光に触れる機会や変化を感じる働きかけによって、表情に変化が見られ、生活リズムが整えられてきた。自発性はまだ乏しいため、引き出す援助を工夫していく必要がある。

次の段階では、生命力を消耗させている原因や誘因をアセスメント
し、問題を明確化します。アセスメントの結果、原因や誘因を特定し、
「意識障害・自発性の低下・単調な生活による生命力の消耗」を看護診
断としました。そこで看護目標を「環境を調整し生活過程を整える」と
し、Ａさんを自然の力が働きやすいよい状態に置くことができるよう看
護計画を具体的に立案したうえで、家族や友人の協力を得て、新鮮な空
気や陽光に触れる機会や変化が感じられるように働きかけました。ま
た、できるだけ不快を少なくし、快の刺激を感じられるような気づかい、
援助を実施しました。その結果、少しずつ変化が見られ、回復しようと
する力が見られるようになりました。その半年後、職場復帰するまで回
復されました。

　ナイチンゲールは、「病気は回復過程である」と捉えていましたね。
看護師には、環境からの影響による生命力の消耗を最小限にし、回復し
ようとする力すなわち自然治癒力を引き出し、もとのバランスのとれた
状態に戻ろうとするこの自然の働きを高め回復過程が進むように働きか
ける役割が求められています。この事例においても、看護師は自然治癒
力をあらゆる面から引き出し、重要他者と一緒に幅広い視点でＡさんと
環境に対して回復過程が順調に進むよう働きかけた結果、ケアの効果が
見られたといえるでしょう。

🔰 今後に向けて

　さて、ナイチンゲールの看護理論は難しかったでしょうか？　むしろ
日常的なことが多く、軽視されがちな分野だと思われたかもしれませ
ん。もう一度、彼女の声に耳を傾け、見落としがちなことを再考して、
よい看護実践につなげていきましょう！

　また、『看護覚え書』は、初めて読む人には難解であると思われがち
です。しかし、一歩進んで読み込むことで、その解釈はもちろん、新し
い気づきや考えが湧いてきて大きな学びにつながっていきます。また、

時代や国・地域が異なっても、普遍的な看護思想として私たちに看護の基盤となるものを教えてくれる頼もしくすばらしい一冊です。私は看護師、そして教員として仕事をしてきたなかで、何か行き詰まったときはいつも本書を読み、解決を図ってきました。私にはなくてはならない一冊であり、看護に関して汲めども尽きない豊かな泉のようです。ぜひ機会あるごとに読み込んでいただきたいと思っています。

POINT✎

- ナイチンゲールの理論を実践に移すポイントは環境の13項目にある。このうち特に重要視されるのは、「換気と保温」の両立である。
- ナイチンゲールの理論を看護過程に応用することで、環境を調整し、生命力の消耗を最小限にし、生活過程を整える具体的な援助を実施することができる。

引用・参考文献

1) Nightingale, F. Notes on Nursing : What it is, and what it is not. New York, Dover Publications, 1969.
2) フロレンス・ナイチンゲール. 看護覚え書：看護であること看護でないこと. 第8版. 湯槇ますほか訳. 東京, 現代社, 2023.
3) フロレンス・ナイチンゲール. 対訳 看護覚え書. 小林章夫ほか訳. 東京, うぶすな書院, 1998.

第3章

ペプロウの看護理論
看護における人間関係
①基礎編

❖ 看護師-患者関係を最初に明確にしたペプロウ

　ヒルデガード・E・ペプロウの名前を聞いたことがありますか？ 彼女は1952年に『Interpersonal Relations in Nursing』（『人間関係の看護論』）を著した人です。書名から彼女の理論は「人間関係の看護論」ともいわれています。ペプロウは精神看護学を専攻分野にしました。その理論の根底にはマズローの欲求の階層論、フロイトの精神力動論の流れをくむサリバンの対人関係論があります。その影響で、当時の疾患中心の看護から、人間の行動と看護師の治療的関わりに着目することになりました。

　当時、看護師-患者関係はとても曖昧なものとして捉えられていました。しかし、ペプロウは「看護の展開には人間関係が必要不可欠であることを提唱し、その展開の過程を言葉で提示した」最初の理論家です。この理論のおかげで、曖昧さの解消にもつながったのです。また、私たちは、臨床でよく患者さんとの相互関係を振り返るために、プロセスレコードをとって考察します。このプロセスレコードも、ペプロウが看護師のプロフェッショナルとしての成長を導く一つの方法として提案したもので、今も脈々と続いています。すごいですね。

　私は、1970年代に、ペプロウ博士にロサンゼルスでお目にかかったことがあります。物静かで学者の雰囲気を感じさせるすてきな方でした。

　さあ、私たち看護師にとって患者さんとの人間関係は、きわめて重要であることを博士の理論から学びとっていこうではありませんか。ペプロウの看護理論がきっと身近に感じられると思いますよ。

✿ 有意義な治療的人間関係の過程となる看護

　ペプロウの看護理論の前提となった信念、考え方を見てみましょう[1]。

　まず、患者さんが病気で看護を受けた経験を通してそれぞれ何を学ぶかは、看護師個人の人となりによって本質的に異なるという点です。確かに、患者さんにとって看護師との関係の根底には看護師の人格の影響があるといえますね。そして、患者さんのパーソナリティの発達を促して成熟の方向に導き育てていくのは看護および看護教育の役割であるとペプロウは言いきっているのです。この言葉のなかにある重要なポイントは、この理論によって看護師-患者関係のプロセスがわかり、そのなかにある問題に取り組む過程が明らかになり、解決方法を探ることが可能になるということです。このため、問題解決指向の理論であるともいわれます。

　あらためて、ペプロウの看護理論の焦点について見てみましょう。彼女は「看護は有意義な治療的人間関係の過程である」[2]と述べています。つまり、人間関係のプロセスに着目した実践理論だということです。前述したさまざまな理論の概念を取り入れながら、実践理論として統合し、看護独自の理論としたものです。

　ペプロウは患者さんと看護師の人間関係を問題解決の方向に向かって「方向づけ」から「問題解決」の4つの段階で示し、それらの段階における看護師の役割について述べています。

　では、看護師-患者関係の4つの段階と看護師の役割について、具体的に見ていきましょう。

✿ 重なり合いつつ進む看護師-患者関係の4つの段階

　看護師-患者関係は4段階（局面ともいう）で考えることができます。この段階は、直線的に進むのではなく、互いに重なり合ったり前の段階に戻ったりしながら進んでいくものです[3, 4]（**図**）。

方向づけの段階（Orientation Phase）

　看護師と患者さんがお互いに、見知らぬ「未知の人」として出会い、知り合い、一緒に歩み始める段階です。この出会いは、患者さんが切実なニードに気づき、看護師からの専門的な援助を求めることで始まります。このニードは、関係者間（家族を含めて）で確認し合うことで、今抱えている問題として明確化し、共有することで解決に向けて方向づけができるようになります。

　また、患者さんは環境の変化や関係者との間で威圧感を感じやすく、自分自身の切実なニードによる不安や緊張もある状況です。ペプロウは、看護師は患者さんの感情に焦点を当て、心のこもった配慮をすることで、この緊張や不安からくるエネルギーを、直面する問題への取り組みを始めることに活用できるよう援助することが何よりも重要であるといっています[5]。

同一化の段階（Identification Phase）

　同一化は、患者さんが、自分のニードに対処できると思われる看護師を、選択して反応する段階です。この反応には、①看護師と協力して相互に依存しながら取り組む、②自発的で看護師からの最小限の援助で自

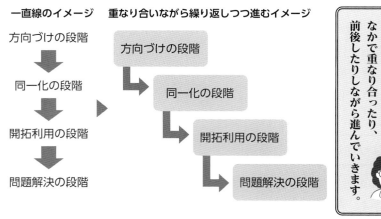

図　看護師-患者関係の4つの段階の進み方

立して取り組む、③受身的で看護師にほとんど依存するという3つの反応があります。

この3つ目の受身的で依存するという反応は、乳幼児期、パーソナリティ形成の初期によく似ていて、過去に経験した感情をさまざまに表現します。これは、患者さんの苦痛や不安が強い場合に見られ、看護師のなかに母親や重要他者に似たものを見いだし、その役割を看護師に求め、一時的に依存的な関係になることです。依存することで、患者さんは無力感や恐怖を和らげ、心が和むことになるからかもしれないとペプロウはいっています[6]。看護師は、それらの感情を受け止め、依存と自立の間で揺れる患者さんをケアし、依存から自立へ向かうよう援助します。

ペプロウは、この段階で「患者は、状況をよく見つめ、さまざまなできごとに反応しながら、看護師と患者では意見に一致点もあれば相違点もある人間として相手を知り尊敬するようになるにつれ、看護師-患者関係をどのように活用するかを学ぶようになる」[7]と説明しています。

開拓利用の段階（Exploitation Phase）

患者さんが自分に提供されるさまざまなサービスを十分に活用する段階です。自己の関心とニードに基づいて、変化していく状況（退院、職場復帰など）に合わせて自分のもつ健康問題を整理し、よりよい問題解決の方向を目指します。新たな不安や葛藤が生じる場合もあるので、看護師は受容的な態度で支援します。

問題解決の段階（Resolution Phase）

患者さんが一人立ちできる力を強めて、自立する段階です。問題を解決し、新たな目標に向けて自分自身で進んでいきます。ここで、看護師-患者関係は終了します。

4つの段階で求められる看護師の6つの役割

ペプロウは、看護師-患者関係の4つの段階で求められる看護師の6つの役割を次のように挙げています[8]。各段階と役割を関連づけながら、

必要であると考えられる役割を組み合わせて援助します。

未知の人の役割

　患者さんも看護師もはじめは知らない者どうしであり、お互い礼節をもってかかわる必要があります。偏見をもたないで、看護師は患者さんをあるがままに受け入れて人間関係をもち始めます。

代理人の役割

　患者さんは病気によっては無力であったり苦痛が強かったりした場合、一時的に依存的な子どものようになり、自分で自身のことができなくなることがあります。そのような場合、患者さんは看護師に無条件で受け入れてくれる母親や重要な他者といった代理人としての役割を求めることがあります。この代理人としての看護師の役割は、依存的な子どもの状態にある患者さんが自分の健康問題を自身で解決できるようになり、必要なことを判断して行動できる大人の状態に戻れるように導くことです。

情報提供者の役割

　看護師は、健康問題から生じた患者さんの疑問に対して、適切で明快な情報を提供する役割があります。患者さんの反応を観察しながら、今どのような情報を求めているのかを判断します。情報が過多で混乱しないよう、伝える内容や量を調整します。

教育者の役割

　看護師は患者さんとの毎日のかかわりを通して、患者さんを教育する役割をもっています。患者さんのもつ問題を解決するために患者さん自身の体験を活用しつつ、知識や関心を広げ理解できるように援助することが必要となります。

リーダーシップの役割

　看護師が民主的なリーダーシップをとる役割を果たします。あるがままの姿勢で参加し、自由な雰囲気で話し合えるようにするというのが民主的なイメージとして想定されています。そのためには、患者さんを一人の人間として尊重し、積極的な協力者とみなして看護が展開できるよ

うにする必要があります。

カウンセラーの役割

看護師は、患者さんの感情に焦点を当てて必要に応じてカウンセリングを行います。患者さん自身が今自分に何が起きているのかを十分に理解し、その体験が自分の人生や生活のなかで意味づけられ、統合されるように援助する役割を果たします。

❁ ペプロウの看護理論のメタパラダイム

ペプロウの看護理論は、人間のパーソナリティの成長は人間関係のなかから得られるものであるという考えをもとに、次のようにまとめられます。

- **人間**：不安定な平衡状態のなかで生きている有機体で、そのときどきの段階で直面するニードを行動で表現している。このニードから生まれてくる不安や緊張をやわらげようと努力できる存在である[9]。人としての尊敬、尊厳、信頼、秘密の保持、倫理的ケアを受けるべき存在である。
- **健康**：人間が創造的、建設的、生産的に、個人的生活や社会生活を営むために、パーソナリティを成長させていく前向きなプロセスである[10]。
- **環境**：パーソナリティの成長には文化が重要であるとしているが、環境については明確に定義していない。
- **看護**：特別な教育を受けた看護師と患者の有意義な治療的人間関係のプロセスである。また、看護はパーソナリティの成長を助長する教育的な手立てであり、成熟を促す力でもある[11]。

まとめ

　ペプロウの看護理論を見てきましたが、見慣れない言葉があって難しいと思われたかもしれません。難しそうだから苦手とするのではなく、もう一度じっくりと読み直してみてください。意外とシンプルであることに気づくと思います。

　また、ペプロウの理論は精神看護領域の理論ではないかともいわれていますが、決してそうではありません。どの領域にも有効で利用できる、看護実践の理論なのです。

　次節では、具体的な事例を見てみましょう。

POINT

- ペプロウの看護理論は看護師-患者の人間関係に焦点を当てた最初の理論であり「人間関係の看護論」といわれている。
- 看護師-患者の治療的人間関係の過程には、方向づけ、同一化、開拓利用、問題解決という4つの段階がある。
- 4つの段階で求められる看護師の6つの役割は、未知の人、代理人、情報提供者、教育者、リーダーシップ、カウンセラーである。
- 看護は、パーソナリティを成長させる教育的な手立てであり、成熟を促す力でもある。

引用・参考文献

1) ヒルデガート E. ペプロウ. "序論". ペプロウ 人間関係の看護論. 稲田八重子ほか訳. 東京, 医学書院, 1973, 10.
2) 前掲書1). "看護の定義", 15.
3) 前掲書1). "看護婦-患者関係の諸局面", 17.
4) ハワード・シンプソン. "患者-看護師関係の発展過程". ペプロウの発達モデル. 高﨑絹子ほか訳. 東京, 医学書院, 1994, 15.
5) 前掲書1). "看護婦-患者関係の諸局面", 27.
6) 前掲書1). "看護婦-患者関係の諸局面", 31-5.
7) 前掲書1). "看護婦-患者関係の諸局面", 38.
8) 前掲書1). "看護におけるいろいろの役割", 45-75.
9) 前掲書1). "人間のニード", 84-90.
10) 前掲書1). "看護の定義", 11.
11) 前掲書1). "看護場面の諸局面と役割", 16.

第**3**章

ペプロウの看護理論
看護における人間関係
②実践編

👥 事例に見るペプロウの看護理論

　ペプロウの看護理論における看護師-患者関係は、方向づけ、同一化、開拓利用、問題解決の段階から成り立つ過程でした。看護師はその各段階における患者さんの状況をアセスメントして、未知の人、代理人、情報提供者、教育者、リーダーシップ、カウンセラーという6つの役割を組み合わせて、必要な看護を計画し、実施していきます（**図**）。

　糖尿病の検査目的で入院してきた患者さんと看護師のかかわり合いの事例について、ペプロウの理論の4つの段階を用いて検討してみましょう。

　事例　患者のAさんは、50歳代・男性。2型糖尿病。大学病院の内科病棟に入院した。職業は、タクシーの運転手。2人の子どもはそれぞれ独立し、現在は妻（40歳代）と2人暮らしである。若いころから健康で病気一つしたことがないのが自慢であったが、仕事のせいで生活が不規則になりがちになり、1ヵ月間ほど前から全身倦怠感があった。

　口渇と多飲・多尿の症状が見られるようになったが、暑さのせいだと決めつけていた。しかし、ある朝、よく眠ったと思っていたのに起きられないほどの強い疲労感があり、仕事を休まざるをえない状況になった。病気ではないと受診を拒んでいたものの、心配した妻に説得され、付き添われて外来受診し、検査目的で入院となった。入院先は、6人部屋の通路側のベッドであった。

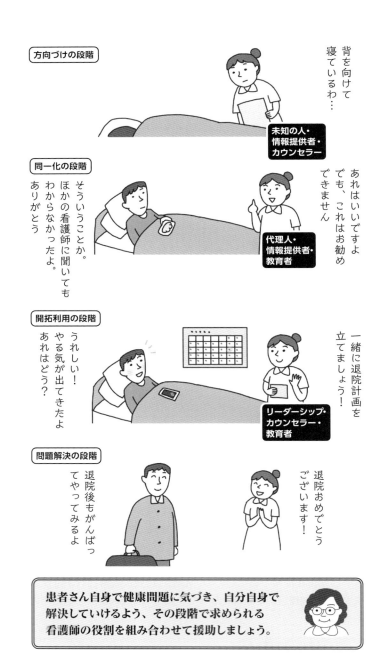

図 看護師-患者関係の4つの段階と看護師の役割

方向づけの段階

　担当になった看護師Bが訪室すると、Aさんは壁のほうを向いて目を閉じていました。Aさんに対して自己紹介し、入院時のオリエンテーションを始めました。しかし、Aさんは一度も看護師Bと目線を合わそうとせずに、不機嫌で質問に対して「はい」「いいえ」で答えるだけでした。拒否的な思いがその姿勢に示されているように感じられました。付き添ってきた妻は、落ち着かなさそうにベッドサイドに立ったままでした。看護師Bは、すべてをオリエンテーションしても聞き入れてもらえないと判断し、今必要である内容を選んで説明しました。

　看護師Bは、病気に対する心配に初めての入院による不安や緊張が加わり、こうした反応を示しているのかもしれないと捉えていました。Aさんは同室の患者さんに対しても一言も話さず、背を向けてベッド上で休んでいる状況でした。妻との会話もありません。看護師Bは「つらいですね。しばらく休んでください」と声をかけました。この場面では看護師Bは、偏見をもたないで、今あるがままのAさんを受け入れ、「未知の人」の役割を果たしています。

　訪室した看護師Bは、バイタルサインをチェックし、Aさんに全身倦怠感や口渇・多尿などのほかの症状について尋ねると、Aさんがチラッと看護師の顔を見るようになったことに気づきました。自覚症状についてもぽつりぽつりと話し始めました。看護師Bは、1日の過ごし方、食事、血糖検査や蓄尿の仕方など、必要事項を丁寧に説明し退室しました。妻は「今日はこれで帰りますが、よろしくお願いします」と不安そうな表情で頭を下げました。

　次に看護師BがAさんの病室に行ったのは、昼食の配膳のときでした。Aさんは、ベッド上に座り病室の外を見ていました。「Aさん、食事です」と声をかけると、笑顔が見られました。食膳を見て、「こんな食事になるんですか?」と驚きの声を上げました。看護師Bは再度糖尿病食について説明し、食品数や量は少ないが治療のためのバランスが考慮されていることや、よく噛んで食べるように話し、励まして退室しました。そ

の後、Aさんに安心した様子が見られました。

　この方向づけの段階では、Aさんと看護師Bは「未知の人」として出会いました。初めは話もせず不安・緊張気味のAさんに対して、看護師Bは丁寧に対応しています。入院時オリエンテーションも、有意義な入院生活になるように今のAさんに知ってほしいことを選んで説明し、落ち着いてからさらに追加説明するようにしたことも効果があったようです。患者さんの反応に合わせて情報量を調整する、「情報提供者」の役割を果たしました。倦怠感の強いAさんをベッドに休ませ、つらい気持ちを受け止めています。

　Aさんは初めての入院生活で高まっている不安・緊張をやわらげ、今自分に起きている状況を理解できるように「カウンセラー」の役割を担う看護師Bの援助を受け、安定していったものと思われます。こうして、Aさんと看護師Bの間に信頼関係が結ばれるようになり、次の段階に移っていきました。

同一化の段階

　看護師Bは、朝の申し送りでAさんの状態を観察しました。Aさんが「眠れなかった」という情報が気になったのです。訪室すると、Aさんはベッド上に座り同室者と話をしているところでした。

　「おはようございます。夕べ眠れなかったそうですね」と声をかけると、夜勤の看護師が巡視のときに物音を立てたりライトの使い方が悪くて、そのたびに目がさめて眠れなかったと訴えました。「少し静かにできないものですかね」と、批判的です。

　3日後、「だるくて口が渇くのが続いているのは病気が悪くなっているということではないか」と訴えました。「ほかの看護師に聞いても、ちっともわからん」と不満そうです。主治医からも検査データがよくならないことの指摘がありました。

　看護師Bは、Aさんと食事について話し合う機会をもちました。その結果、空腹で消灯後にパンを食べていることがわかりました。Aさんは「甘くない味つけのパンだから」と言い、甘くなければ大丈夫であると

いう誤った認識をもっていました。Aさんの健康問題の解決のために、食品についてわかりやすい説明をし、実践に移せるようにしていく必要があります。Aさんは看護師Bを特別な人とみて反応しているようでした。

　ペプロウは、「教育者」の役割としてその人が健康問題を解決するために「何を知る必要があるのか」ではなく、「何がわかっていないのか」を患者さんにわかるように援助することが大切であると述べています[1]。したがって、Aさんは、看護師Bはいつも親切かつ丁寧に対応してくれ、自分のために必要な情報を提供してくれる信頼できる人であると感じているようです。

　この段階はちょうど子どもが大人に依存するようになることと似ています。これまで病気の体験をもたないAさんは、今回初めての入院で多くの看護師と出会ったのですが、看護師Bを自分にとって特別な人として捉え、依存しているように見えます。看護師Bは「代理人」としての役割を担っています。看護師は、患者さんのこれまでの生き方や今の状態、言動のあり方などの変化の観察を通して、患者さんが今感じていること、考えていることを理解し、依存から自立へと向かえるように援助します。

　看護師Bは、「代理人」としての役割、健康問題を解決するために「情報提供者」としての役割、「教育者」としての役割を果たしています。この段階におけるAさんと看護師Bとの相互信頼関係は深まっていると考えられます。

開拓利用の段階

　入院後2週間が過ぎ、体調も良好、検査データもよい状態になってきました。看護師BはAさんの自立に向けて、退院後「食事・生活の管理ができ、血糖値のコントロールができる」という目標を設定しました。看護師BはAさんと一緒に、Aさん自身が健康問題を解決できるよう退院計画を立てます。Aさんにも、退院後は自分で食事や生活を管理しながら進めていこうとする前向きな姿勢が見られています。この段階で、

Aさんが主体的に自分の健康問題に取り組んでいけるように看護師Bは民主的な「リーダーシップ」をとる役割、退院後の不安などを聴く「カウンセラー」の役割、Aさんが自分の体験を活用していけるように「教育者」の役割をとっていました。

問題解決の段階

その後、Aさんは、糖尿病教室にも参加し、管理栄養士や運動療法士に、退院後も継続できるような方法を積極的に質問し、検討しました。

そして、退院になりました。現在は2週間に一度、外来受診しているのですが、受診日には病棟に立ち寄って、看護師たちに食事も生活もきちんとでき、仕事に復帰したと語ります。実際、元気そうで生き生きしており、一段とたくましくなったように見えました。

このような成果は、看護師が人間関係の過程のそれぞれの段階で必要な役割を果たしたことによって、Aさんと信頼し合える関係が構築され、健康問題の解決につながったのではないかと思われます。以上のことから、ペプロウのいう看護とは「治療的人間関係の過程」であるということが納得できるのではないでしょうか。

❀ 今後に向けて

ペプロウの看護理論について、理論と事例を見てきました。ペプロウ博士を身近に感じられるようになりましたか？ 大切なことは、看護師-患者の関係は単なる人間関係ではなく、治療的な人間関係であるということです。

患者さん自身で健康問題に気づき解決していけるよう方向づけることや、カウンセリングや教育的なかかわりをもちながらそれぞれの段階に合った援助をしていくことが看護師の役割です。また、看護師も4つの段階を意識し、求められる6つの役割を柔軟に組み合わせながら援助し評価することで、看護師自身もその関係のプロセスから教えられ、成長していくことができます。

POINT✏

- ペプロウの看護師-患者関係においては、方向づけ、同一化、開拓利用、問題解決という4つの段階があり、互いに重なり合ったり、前の段階に戻ったりしながら進む。
- 看護師は各段階において、未知の人、情報提供者の役割、代理人、教育者、リーダーシップ、カウンセラーといった6つの役割を柔軟に組み合わせて患者さんを援助することが重要である。
- 看護師-患者関係の各段階と看護師の役割を意識して実践し評価することで、患者だけでなく、看護師も成長することができる。

引用・参考文献

1) ハワード・シンプソン. "看護師のさまざまな役割". 看護モデルを使う② ペプロウの発達モデル. 髙﨑絹子ほか訳. 東京, 医学書院, 1994, 34.
2) ヒルデガート E. ペプロウ. ペプロウ 人間関係の看護論. 稲田八重子ほか訳. 東京, 医学書院, 1973.
3) 筒井真優美編著. "ヒルデガート E. ペプロウ：看護における人間関係の概念枠組み". 看護理論家の業績と理論評価. 第2版. 東京, 医学書院, 2020, 115-30.

第4章
ヘンダーソンの看護理論
基本的ニードと看護独自の機能
①基礎編

❖ ヘンダーソン女史との出会いからの贈り物

　ヴァージニア・ヘンダーソン女史は、わが国ではなじみの深い看護理論家の一人です。私は看護学生のころ、彼女の手による『看護の基本となるもの』で、「看護とは何か？」や「看護師の独自の機能とは何であるか？」を学んだのです。それは私にとって、初めて「看護理論」を学び、臨床実習で活用した体験でもあり、印象深いものでした。

　その憧れのヘンダーソン女史にお会いしたのは、1977年アメリカ・ロサンゼルスにあるビルトモアホテルの一室でした。それは、国際看護師協会（International Council of Nurses；ICN）のロサンゼルス大会で、日本看護協会（Japanese Nursing Association；JNA）主催の歓迎パーティの席でした。私は主催者の一人として、諸外国の看護師の方々をお迎えしていたのですが、開会後に来場された小柄なご婦人の姿に一瞬、くぎづけになりました。その方はブルーの瞳を輝かせ、親しみのある微笑を浮かべてゆっくりと床を踏みしめるように歩いてこられたのです。なんと、それがヘンダーソン女史だったのです！

　私は小走りに駆け寄って「ヘンダーソン先生、ようこそいらっしゃいました」と握手をしました。私は緊張と感激で汗だくになりながら、いっしょに写真を撮ったのです。今もその写真を見ると、かなり以前のことであるにもかかわらず、鮮明にヘンダーソン女史のことが思い出されます。その人のもてる心の豊かさや優しさは、語らずとも自然に現れてくるものであることを知りました。とてもすてきな方でした。それから数年後、来日された女史の講演を国立京都国際会館で聞き、お元気な姿

を目にすることができました。

　こうして、かつて看護独自の機能を著書で教えてくれた女史が、2回の出会いを通して限りない看護の可能性と人間としての豊かさをも教えてくださったことに感謝しました。師というものは、かかわる時間の長さによって相手に影響を与えるだけではなく、ほんの一時でも相手に伝えられるものをもった人であることを学んだのです。

　ヘンダーソン女史は1996年、98歳で永眠されました。看護理論家であると同時に、看護学者、看護教育者、看護研究者として多くの人たちから尊敬される人でした。

人間のもつ14の基本的ニードと看護独自の機能

　それでは、彼女の看護理論の内容を見ていきましょう。ヘンダーソンの理論は、「ニード論」と呼ばれています。それは、人間のもつニードに着目して展開されているからです。しかも病人だけではなく、健康な人に対する看護活動をも視野に入れ、看護師の役割と機能から、看護の定義を発展させたところに特徴があります。彼女が最初に看護の定義を発表したのは、1960年のことです。看護の理論化を模索していた看護界で歓迎され、大きな評価を得たのでした。その後、著書『看護の基本となるもの』は35ヵ国語以上に翻訳され、今なお国境を越え年代を重ねて影響を及ぼしています[1]。では、ヘンダーソンの定義に耳を傾けてみることにしましょう。

　ヘンダーソンは、「看護師の独自の機能は、病人であれ健康人であれ各人が、健康あるいは、健康の回復（あるいは平和な死）に資するような行動をするのを援助することである。その人が必要なだけの体力と意思力と知識とをもっていれば、これらの行動は、他者の援助を得なくても可能であろう。この援助は、その人ができるだけ早く自立できるように仕向けるやり方で行う」[2]と言っています。

　つまり、彼女のいう看護をまとめて図式化すれば **図**[3]のようになり

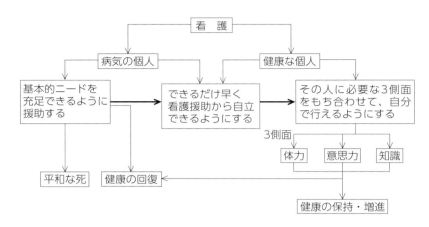

図 ヘンダーソンの看護の定義の概念化 （文献3より改変）

ます。看護の対象はあらゆる健康のレベルの人で、看護師の役割は、健康人には健康の維持・増進、病人には健康の回復あるいは平和な死のために欠くことのできない援助をするというわけです。そして、皆さんもご存じの基本的看護の構成要素として14の基本的ニードを挙げ、これらを満たせるように援助しなければならないというのです。この基本的ニードについて、「人間には共通のニードがあると知ることは重要であるが、それらのニードは二つとして同じものがない無限に多様な生活様式によって満たされているということも知らねばならない」[4]とも言っています。そのため、その人にとっての意味や、その人固有のニードの満たし方とその変化に着目する必要があります。

　ここで、ヘンダーソンの14の基本的ニードを**表**にまとめて紹介します。14の基本的ニードは、アブラハム・マズローの階層的ニード論とよく似ているといわれています。ヘンダーソンのニードの①～⑧は、マズローの生理的ニードに、⑨は安全のニード、⑩は承認（尊重）のニード、⑩⑪は愛と所属のニード、⑫～⑭は自己実現のニードといった具合に、それぞれ対応していると考えます。関心のある方は、ぜひ一度、ヘンダーソンとマズローが挙げているニードを比較検討してみてください[5,6]。

表 ヘンダーソンの看護における14の基本的ニード

①正常に呼吸する。
②適切に飲食する。
③あらゆる排泄経路から排泄する。
④身体の位置を動かし、よい姿勢を保持する。
⑤睡眠し、休息する。
⑥適切な衣服を選び、着脱する。
⑦衣服の調節と環境の調整により、体温を生理的範囲内に保持する。
⑧身体を清潔に保ち、身だしなみを整え、皮膚を保護する。
⑨環境内のさまざまな危険因子を避け、また他者を傷害しない。
⑩自分の感情、欲求、恐怖、あるいは"気分"を表現して、他者とのコミュニケーションをとる。
⑪自己の信仰に従って礼拝し、自分の善悪の考え方に従って行動する[*1]。
⑫達成感をもたらすような仕事をする[*2]。
⑬遊び、あるいはさまざまな種類のレクリエーションに参加する[*3]。
⑭"正常"な発達および健康を導くように学習し、発見し、好奇心を満足させる。

[*1]：信仰、善悪の考え方、価値観、信念、スピリチュアルなニード、人生の意味の探究など[7]、[*2]：社会的な役割や家庭内での役割とその変化、1日の過ごし方とその変化、達成感のある活動をする機会の有無、仕事と余暇のバランス、[*3]：遊び、レクリエーション、気分転換、日常に変化をもたらすこと、生き生きした時間の確保、自分を作り直すこと、生きがいの再発見[8]

患者の"皮膚の内側"に入り込む優れた看護師

　ヘンダーソンは、「体力や意思力あるいは知識が不足している患者さんの足りない部分の担い手になる」という看護師の概念は狭いのではないかと見る人もあるかもしれないと問いかけます[9]。しかし、このように定義された看護の機能は、考えれば考えるほど複雑なものであることがわかってくるものであり、「患者さんが何を欲しているかのみならず、生命を保持し、健康を取り戻すために何を必要としているかを知るためには、ある意味で患者さんの皮膚の内側に入り込まなければならない」[9]と説明しています。さらに、この"皮膚の内側"に入り込む看護師は、傾聴する耳をもち、言葉によらないコミュニケーションを敏感に感じ、患者さんが感じていることをいろいろな方法で表現できるように励まし、絶えず患者さんの言葉、沈黙、表情、動作の意味するところを謙虚に分析しています。なお、その患者さんとの間には、一体感を感じ

ることができる自然で建設的な看護師-患者関係が形成されているのです。この一連の看護師の行動は一つのアート（art）であると言っています[10]。看護がアートであるとは、人々の気持ちへの敏感さや人間性への洞察力をもち、その人にとっての看護を、熟達した技術を自由自在に活用し創造的に実践できることであり、またその域に達するのは難しいと知りつつも努力し続けることができる能力をもっているということであり、さらにそれは優れた看護師の特性でもあり、無名に終わる看護師のなかにも無数にいると言います[11, 12]。

❖ ヘンダーソンの看護理論のメタパラダイム

　ヘンダーソンの理論では、4つの概念はどのように考えられているのでしょうか。見ていきましょう。

- **人間**：生きていくために必要な基本的ニードをもっている。それらのニードは、2つとして同じもののない無限に多様の生活様式によって満たされている。また、必要なだけの体力、意思力、知識をもっていれば、自立して生活を営むことができる。
- **健康**：14の基本的ニードにかかわる機能を自立的に果たすため、その人自身がもっている能力である。年齢、感情の状態、社会的文化的背景、身体的・知的能力、感情の状態によって影響される。
- **環境**：物理的環境（空気、気候、刺激性物質など）、社会的文化的な環境は、健康に影響するという記述はあるが、明確には定義していない。
- **看護**：あらゆる健康のレベルにある人が、健康の回復、保持・増進、安らかな死を迎えられるために、自立の程度に応じて、その人固有の満たし方でニードを充足できるよう援助すること、また一人で自立して行えるような状況をつくり出すことである[13]。

まとめ

　ヘンダーソンは、看護師たちが「あたり前」と思って行ってきた基本的ニードの不足を充足するよう働きかけるという看護の機能に対し、しっかりした根拠づけをして提示しました。

　また、「看護がアートであること」「看護に優れるとは？」という問いを私たちに投げかけ、何を頼りに看護師を続けていくのか、その目標を示し、それに向かって努力し続けることの尊さを教えてくれます。この問いは、理論家ではパトリシア・ベナーの問いとなり、達人看護師の卓越性やパワーについての看護理論に直接的に引き継がれてゆくことになります[14]。

POINT✐

- ヘンダーソンは、病人だけでなくあらゆる健康のレベルの人を視野に入れ、看護師の独自の機能を定義し、看護を発展させた。
- ヘンダーソンの看護理論は、人間のニードに着目しているので、「ニード論」といわれている。
- あらゆる人間に共通する14の基本的ニードがあり、そのニードの満たし方は、その人固有のものである。
- 看護師の役割は、基本的ニードの充足状況を把握し、体力・意思力・知識を考慮し、自立の程度に応じて援助すること、また自立して行えるような状況をつくりだすことである。

引用・参考文献

1）ヴァージニア・ヘンダーソン．"訳者あとがき"．看護の基本となるもの．湯槇ますほか訳．東京，日本看護協会出版会，2016，91.
2）前掲書1）．"看護師の独自の機能，すなわち基本的看護ケア"，14.
3）ライト州立大学看護理論検討グループ著．"ヴァージニア・ヘンダーソン"．看護理論集：看護過程に焦点をあてて．南裕子ほか訳，東京，日本看護協会出版会，1982，84.
4）前掲書1）．"人間の基本的欲求およびそれらと基本的看護との関係"，20.
5）竹尾惠子監修．"ヴァージニア・ヘンダーソン"．超入門 事例でまなぶ看護理論．新訂版．東京，学研メディカル秀潤社，2007，24.
6）北素子．"統合的中範囲理論ニード論 理論編"．看護診断のためのよくわかる中範囲理論．第3版．黒田裕子監修．東京，学研メディカル秀潤社，2021，476-87.

7）ヴァージニア・ヘンダーソンほか. "崇拝". 看護の原理と実際 第3巻：基本的ニードと援助. 荒井蝶子ほか監訳, 東京, メヂカルフレンド社, 1979, 481-535.

8）前掲書7). "仕事-職業：遊び-レクリエーション", 449-80.

9）前掲書1). "人間の基本的欲求およびそれらと基本的看護との関係", 15.

10）前掲書1). "人間の基本的欲求およびそれらと基本的看護との関係", 21.

11）前掲書1). "基本的看護ケアを行うにあたって考慮に入れるべき患者の状態, その他の条件", 29-30.

12）エドワード J. ハロラン編. "専門分化看護のための教育：大学院課程". ヴァージニア・ヘンダーソン選集：看護に優れるとは. 小玉香津子訳. 東京, 医学書院, 2007, 159.

13）ヴァージニア・ヘンダーソン. "私の看護の概念の形成過程". 看護論：定義およびその実践, 研究, 教育との関連 25年の追記を添えて. 湯槙ますほか訳. 東京, 日本看護協会出版会, 2017, 42.

14）パトリシア ベナーほか. "序". ベナー／ルーベル 現象学的人間論と看護. 難波卓志訳. 東京, 医学書院, 1999, xv.

第4章

ヘンダーソンの看護理論
基本的ニードと看護独自の機能
②実践編

❖ ヘンダーソンの看護理論と看護過程

　基本的ニードの充足状態を、体力・意思力・知識の3側面をふまえてアセスメントし、自立へ向けて、その人にとっての意味や固有のニードの満たし方を尊重した計画を立案し実施・評価することが重要です（表1、図）[1,2]。

表1　ヘンダーソンの看護理論の看護過程への適用 (文献1、2より作成)

看護過程	内　容
アセスメント	・基本的ニードの14項目に基づき、充足状態を示す情報を収集し整理する。その際、その人にとっての意味や固有のニードの満たし方に着目する。 ・項目ごとに、基本的ニードに影響を及ぼす発達段階や社会文化的な背景、健康および健康障害の種類・程度との関連を分析する。 ・体力・意思力・知識の3側面から、ニードの未充足状態があるか、自分でニードを満たす能力がどの程度あるかを明らかにする。
看護診断	未充足状態があると判断した問題に関する原因と誘因を特定し、看護診断として記述し、優先度を決定する。
看護計画	・各看護診断に対して、期待される目標を設定する。 ・目標を達成するために、自立へ向けて体力・意思力・知識の3側面からその人固有のニードの満たし方を尊重し、具体的な計画を立案する。
実施	・その人にとっての健康の維持・増進、病気からの回復、安らかな死への援助に関連したニードを満たすために、計画に基づき実施する。 ・患者ができるだけ自立した日常生活行動が行えるように、日々または時間を追って変化する状態に合わせて援助し、反応を記述する。
評価	・基本的ニードがどの程度自立してできるようになったかを評価する*。 ・その人の個別のニードの変化にしたがって修正する。

*自立が望めない場合は、自分の限界をどの程度受け入れるようになったか、最終的に死が避けられないときには、その状況をどの程度受け入れ安らかな死が迎えられるように看護師が援助したかを評価する[3]。

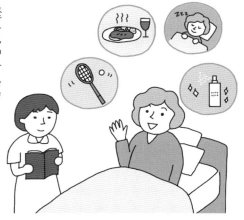
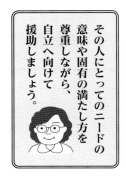

患者さんのニードを体力・意思力・知識から見ると……

その人にとってのニードの意味や固有の満たし方を尊重しながら、自立へ向けて援助しましょう。

図 ヘンダーソンのニード論に基づく看護過程のポイント

さあ、ヘンダーソンの看護理論を用いた看護過程の展開について見ていきましょう。

事例に見るヘンダーソンの看護理論

まずは事例を見てみましょう。

> **事例** 患者のAさんは、30歳代、女性。2児（5歳児と2歳児）の母親。夫（30歳代）は会社の倒産により、失業中。Aさんは病院内に設置された保育所に勤務している（8：30～17：00）。
> また、夫の失業による経済的理由から、週4回、コンビニエンスストアでパート勤務（18：00～21：00）もこなし、一人で家計を維持している。さらに現在、大学の通信教育で保育士資格の取得に取り組んでいる。

Aさんにとっての14の基本的ニードのアセスメントは、**表2** のようになります。この事例では、健康を保持・推進していくために、基本的ニードの充足状態を項目ごとに情報収集し、体力・意思力・知識の視点

表2 ヘンダーソンの看護理論を用いた看護過程の展開：アセスメント

	アセスメント
情報の整理	①正常な呼吸：呼吸数 18回/分、規則性 ②適切な飲食：<u>朝食は食べない。昼食は外食。夕食はパート終了後。食事内容に偏りあり。</u> ③排泄：排便 1回/日、排尿 7回/日 ④移動・姿勢：<u>両下肢痛がある。</u>歩行に関しては、特に問題なし。 ⑤睡眠・休息：<u>睡眠時間 5〜6時間/日。「休む暇がない、疲労感がいつもある」とのこと。夫の失業後、病院の保育所で勤務（8：30〜17：00）、コンビニエンスストアでパート（18：00〜21：00、週4回）家事全般を行う。</u> ⑥衣服の選択と着脱：労働内容に合った衣服を着用。 ⑦体温の保持：体温 36.5℃ ⑧清潔保持・皮膚の保護：入浴、洗髪（1日おき） ⑨環境内の危険因子を避ける：危険因子を避けることはできている。 ⑩コミュニケーション：<u>家族とのコミュニケーションが不足</u>、職場の人間関係は良好。 ⑪信仰に基づく生活：特になし ⑫仕事や生産的活動：「働くことができてうれしい」「<u>夫の失業中は自分が何とか仕事をしてがんばらなければ</u>」 ⑬遊び・レクリエーション：「<u>家族とともに遊んだりする時間がほしい</u>」 ⑭学習：「<u>保育士資格を得たい</u>」「<u>どうしても大学課程を終えたい</u>」
分析	分析の結果、下線の「②適切な飲食」「④移動・姿勢」「⑤睡眠・休息」「⑩コミュニケーション」「⑫仕事」「⑬遊び・レクリエーション」に未充足状態があることが明らかになった。 「⑤睡眠・休息」では、疲労感の持続、睡眠不足があり、仕事・家事と休息のバランスが取れていない。これは、夫の失業により、経済的にも自分が家族を支えなければならないという気持ち（意思力）が強く、過重労働で、体力の消耗が激しく、健康を取り戻すための知識も不足していると考えられる。このことにより、ほかの項目の食生活の乱れ、家族との時間やコミュニケーション不足、子どもとの遊ぶ時間の不足などが生じていると思われる。

　から分析した結果、**表2**の項目（下線部）に未充足状態があることが明らかになりました。

　そのなかで、「⑤睡眠・休息」の項目の家族のために私が何とかしなければという気持ち（意思力）が強く働き、仕事や子育て、家事の活動と休息のバランスがとれていないことが、かかわるべき優先度が高い問

題と考えました。なぜなら、ほかの項目の未充足状態を示す、「②適切な飲食」や「⑩コミュニケーション」などにも関連するためです。そこで、原因・誘因を特定し「夫の失業に伴う過重労働と背負い込むことによる活動と休息のバランスの乱れ」を看護診断としました。

また、この看護診断に基づく看護計画、実施、評価は 表3 のようになります。目標を設定し、Aさん自身が今の生活を見つめ直す機会を、夫を交えてもつ計画を立案しました。このことは、体力・意思力のバランスを考えるきっかけになり、より健康に生活するための知識をもち、体力を保持する行動をとることにつながったと考えます。

健康の保持・推進を目指したこの事例からも、項目ごとに基本的ニードの充足状態をアセスメントし、自立へ向けて体力・意思力・知識の3側面をふまえて、その人にとっての意味やその人固有のニードの満たし方を尊重した具体的な計画を立案し、実施することが重要であると伝わってきます。

表3 看護過程の展開：看護診断から評価まで

看護診断	夫の失業に伴う過重労働と背負い込むことによる活動と休息のバランスの乱れ
計画立案	看護目標：生活全般を見直し家族の協力を得て健康を保持できるようになる。 • 生活の変化による健康への影響について振り返る。 • 自分でできる範囲について正しく理解し、バランスを考えられるよう援助する。 • 夫を交えて話し合いの機会をもつ。 • 睡眠時間の確保や自分のための時間を少しでも持てるようにする。
実施・評価	計画に基づき援助した結果、Aさんはどの程度できるようになったかを評価する。 •「生活を見直し、あれもこれもしようとせず、今できる範囲のことをすることが大事だとわかった」 • 夫と話し合った結果、コンビニエンスストア勤務を週2日に減らすことにした。 •「以前より睡眠時間が確保でき、家族とのコミュニケーションの時間もとれるようになった」

今後に向けて

　ヘンダーソンは、看護師たちが行ってきた基本的ニードの不足を充足するよう働きかけるという看護の機能に対し、根拠づけをしてわかりやすく提示しました。基本的ニードのアセスメントは、その後のオレムやロイ、ワトソンの看護理論、さらにはゴードンや北米看護診断協会（North American Nursing Diagnosis Association；NANDA）の看護診断ツールのなかでも、少しずつかたちを変えながら引き継がれています。私たちも毎日、基本的ニードについてアセスメントを行い、看護実践に反映させています。このように、ヘンダーソンの看護理論は看護の質の向上と看護学の発展に大きく寄与することになったのです。

　ヘンダーソンは、看護過程について次のような2点を強調し、誰もが理解できる共通の用語という視点から、看護記録のあり方を問い直すことが必要ではないかといっています[4]

- 計画は、患者・家族、かかわりのあるヘルスケア提供者すべてと、連合した努力を導き、方向づける道具として有効である。
- 看護診断や目標、計画が、患者・家族、ヘルスケア提供者に公開・共有されることが大切である。

　今の看護を取り巻く状況は、多職種協働で一般市民のインフォーマルなサポートの方々などとともにケアをすることがますます求められています。あらためて、彼女の意見は耳を傾けるべき重要な提言に思えます。どのように看護記録を捉え直し、次につないでいくのかという視点からも考えていきましょう。

POINT✐

- 基本的ニードの充足状態ついて、14項目に沿って情報を収集し、未充足状態を明確化し、看護診断として記述する。
- 自立へ向けて体力・意思力・知識の3側面から、その人固有のニードの満たし方を尊重した計画を立案し実施する。
- その人にとっての健康の維持・増進、健康の回復、安らかな死への援助に関連したニードを満たすことができたかを評価する。

引用・参考文献

1) ヴァージニア・ヘンダーソン. "基本的看護ケアを行うにあたって考慮に入れるべき患者の状態，その他の条件". 看護の基本となるもの. 湯槇ますほか訳. 東京，日本看護協会出版会，2016，25-33.
2) 樋口京子. "ヘンダーソンの看護論と看護過程の展開". 実習記録の書き方がわかる看護過程展開ガイド 第2版. 任和子編. 東京，照林社，2022，39-45.
3) ヴァージニア・ヘンダーソン. "私の看護の概念の形成過程". 看護論：定義およびその実践，研究，教育との関連 25年の追記を添えて. 湯槇ますほか訳. 東京，日本看護協会出版会，2017，43.
4) ヴァージニア・ヘンダーソン. "再び看護過程について". ヴァージニア・ヘンダーソン語る，語る. : 論考集・来日の記録. 小玉香津子編. 東京，日本看護協会出版会，2017，55-73.
5) Henderson, V. Basic principles of nursing care. Geneva, International Council of Nurses,1969.

第5章

ロジャーズの看護理論
ユニタリ・ヒューマン・ビーイングズの科学
①基礎編

❀ ロジャーズの理論は難解？

　「ロジャーズの理論は難解である」とよくいわれます。確かに難しく近寄りがたい部分もあるように思われます。実は私もこの理論は難しいという思いから、どちらかといえば遠くから眺めていた一人だったのです。つまり、この理論に取り組む前に学ぶことを諦めてしまっていたのです。

　ところが、私の恩師であるアメリカのバージニア州立ジョージ・メイソン大学看護学部元教授のY.C.リュウ博士にそのような話をしたところ、彼女は「そうかもしれない。でも、マーサはユーモアのあるとてもすてきな人でしたよ」と言われたのです。「先生、ロジャーズ博士をご存じでしたか？」の私の問いに、「ええ、私の恩師だから……」との答えにまたまた驚いてしまったのでした。

　不思議なもので、ロジャーズの人柄や思想をうかがっていると、あれほど難しいからと手にとってじっくり読むことをしなかった私まで、親しみを感じ本気で勉強してみようかと思うようになりました。そして、少しずつですがこの理論に親しみ、理解できる部分が増してきたのです。やがて、ロジャーズ理論の深さや見事さに引きこまれて、次第に臨床での活用が可能であると思うようになりました。そして、この理論には、じっくり取り組んでみないとわからない魅力があると思い知らされました。

　皆さんのなかに、もし私のように難解だと諦めてしまっている人がいるとしたら、この機会にぜひじっくりとこの理論を読みこむことをお勧め

73

したいと思います。その価値のある理論だと思うからです。

ユニタリ・ヒューマン・ビーイングズと環境の相互作用

　ロジャーズは、物理学、社会学、心理学、天文学、数学など広い範囲の学問領域を基盤として看護独自の理論を構築しました。ロジャーズの看護理論の焦点は、「人間」と「環境」です。まず彼女は、看護が対象としている人間を「ユニタリ・ヒューマン・ビーイングズ（統一体としての人間）」と呼びました。また、看護をユニタリ・ヒューマン・ビーイングズの科学と呼び、理論と区別しています[1]。

　「ユニタリ」とは、機能上考えられる最小の単位で、これ以上部分に分割できないことを意味しています。したがって、人間は部分の総和などではなく、それ以上の全体的な存在で、環境とともにエネルギーの場であると捉えています。そして、統一体としての人間は、絶えず環境と相互作用しながら変化している開放システムであるというのです。しかも、環境・人間ともにパターンによって認識され、開放性、総次元性のなかで、相互作用しながら、らせん状に進行していくというのです。なんだか話が少し難しくなってきましたね。

　この理論の知識体系について述べてみましょう。ロジャーズによれば、この体系は4つの概念（エネルギーの場、開放性、パターン、総次元性）で構成されています[2, 3]。

エネルギーの場（energy field）

　「エネルギー」は、実際に見ることはできないのですが、空間を満たすダイナミックな活動を意味しています。人間も環境も「エネルギーの場」そのものと捉えていく必要があるというのです。

開放性（openness）

　人間と環境のエネルギーの場は、無限の広がりをもつもので、ともに外に対して開かれており、常にエネルギーや物質の交換を行っています。このシステムを開放性といいます。

パターン（pattern）

　抽象的な概念ですが、パターンは「エネルギーの場を特徴づける一つの波（wave）として知覚されるもの」を意味します。

　身近な例で説明してみましょう。受け持ちの患者さんを訪室した看護師が、患者さんの全体を見て、「どこかいつもと違う」と思っていたところ、しばらくして急変したとします。このとき看護師は、患者さんとその場の雰囲気に、いつもと違う何か、つまり異変を感じていたのです。そして、この「何か」がパターンです。「さまざまな要素がまとまってつくり出している全体の雰囲気」ともいうことができるでしょう。これはまた、刻々と変化するものです。

総次元性（pandimensionality）

　人間と環境の場は、総次元性として捉えられています。総次元とは、直線的ではなく、また、空間や時間に捉われない次元のことです。そこで起きた出来事は同じものはなく、二度と同じことも起こりえないし、後戻りもできないといいます。

🔅 ホメオダイナミクスの原理

　次に、前出の4つの概念から導かれたホメオダイナミクスの原理について見ていきましょう。このホメオダイナミクスとは、生命過程や生命に影響するメカニズムを理解するための手段で、ロジャーズは次の3つの原理を挙げています[4, 5]。

共鳴性（resonancy）の原理

　人間と環境の相互作用によって見られる、低周波のパターンから高周波のパターンへの連続的な変化のことです。共鳴性の原理とは、この変化の質を言い当てたものです。この生命過程の変化は、周波数や強さによってさまざまな周期でリズミカルに振動するもの（共鳴）で、それは交響曲であると述べています。例えば、楽しいことをしている時間はすぐに過ぎてしまいますが、苦痛なときは、時間の経過が遅く感じると

第**5**章　ロジャーズの看護理論　①基礎編

いったことをいっています。

らせん運動性（helicy）の原理

　人間や環境の場で起きた変化は、連続的で再び繰り返さず、絶えず進化的なパターンをつくりながら、らせん状に展開していきます。つまり、人間と環境の間で連続的な相互作用をしながら、それぞれの場におけるパターンにさまざまな変化が起きていくというのです。また、その変化は予測不能で、多様性を増大させ続けるという特徴をもっています。

統合性（integrality）の原理

　人間と環境の場は、分けることができないほどかたく結びついており、連続的で相互作用し合っています。そのため、生命過程で起こる現象は、人間と環境の場の間の連続的で相互的な過程であるといえます。

　前述した3つの原理をわかりやすく具体的な例で説明すると、次のようになりそうです。例えば、48歳でアメリカの大学院に留学した私は、文化、言語、習慣のまったく異なる地で多くの仲間や教師たち、図書館、生活の場など新しい環境で生活したのですが、環境との相互作用のなかでさまざまな変化を経験しました（統合性の原理）。そして、その新しい環境は私の生活そのものに変化をもたらし、私自身が留学前とは違って感じられるようになりました（らせん運動性の原理）。やがて私は新しい変化にも適応し、帰国後の生活リズムも大きく変わりました（共鳴性の原理）。この貴重な体験は、私のなかに変化をきたし、時間的・空間的に進行する間にもかつての私に立ち戻ることはありませんでした（図）。こうして現在の私は、かつてとは異なる私として新しいリズムで生きているのです。

　このようにホメオダイナミクスの原理は、人間を全体として捉えるもので、人間の生命過程における変化は繰り返しも後戻りもできないリズムで進んでいきます。

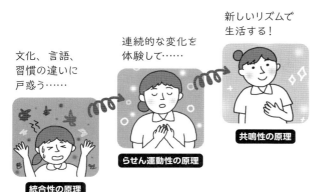
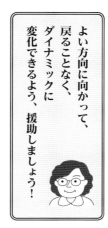

図 ホメオダイナミクスの原理で留学体験を振り返る

ロジャーズの看護理論のメタパラダイム

ロジャーズの看護理論におけるメタパラダイムは、次のようになります。

- **人間**：独自のパターンをもつエネルギーの場であり、部分の総和ではなくユニタリ・ヒューマン・ビーイングズ（統一体としての人間）として捉える。また、環境の場と連続的に相互作用して、パターンを形成し、絶えず変化しながら時間・空間を超えて非直線的に進んでいくもので、決してもとに戻ることはない。
- **健康**：良好な状態（病気のない状態）を示すが、病気と健康は分離できないとし、人間が生まれてから死ぬまでの過程で現れるパターンであると捉える。
- **環境**：人間の外部にあるすべてのものを環境として捉え、自分以外の人間も環境の一部と考える。また、エネルギーの場であり、人間の場と相互作用している。
- **看護**：人間と環境の相互作用の変化とパターンに着目し、調和的な相

互作用を促進し、統一体としての人間の健康とその人にとってのウェルビーイングの可能性を最大限に実現することを目的とする。看護師は、その変化のプロセスに参加して、人間の場と環境の場のパターン形成に、方向づけ（ある方向を定めたり方向を変えたりする）を行う[6]。

まとめ

　ロジャーズの看護理論は、看護科学として開発されたため、抽象的な知識体系により難解なイメージをもってしまいます。しかし、知識体系の4つの概念やホメオダイナミクスの原理に関連する知識を一度しっかりイメージしてつかみとると、二度と忘れられないようなインパクトをもって私たちに迫ってきます。例えば、らせん運動性を示すらせん状のばね仕掛けのコイル（図［前述］）でできた「スリンキーおもちゃ」（ロジャーズの表現）を思い浮かべると、今のこの状況においてどの方向を目指してケアすればよいのかを反射的に考えられるようになります。また、患者さんとの場面で"不協和音"が聞こえるかのように感じたときは、"調和した交響曲（シンフォニー）"になるようなエネルギーの場をつくりたいと願うことができます。

　このように抽象化した概念を活用できる共通言語として私たちに伝えてくれているからこそ、いつでもどこでもスムーズに思い浮かべることができます。そして、日々の看護実践に生かしケアの質を高めるような発想を後押ししてくれるのです。概念を学ぶ意味やそれを実践に反映する手立てを教えられますね。ほかの理論を学ぶ際にも活用していきましょう。

　〈実践編〉では事例をもとに、具体的に検討してみたいと思います。

POINT✎

- ロジャーズ看護理論の知識体系は、4つの概念（エネルギーの場・開放性・パターン・総次元性）で構成されている。
- ホメオダイナミクスの原理は、共鳴性・らせん運動性・統合性からなる。
- 人間は、部分の総和以上のもので、ユニタリ・ヒューマン・ビーイングズ（統一体としての人間）として捉える。
- 人間と環境は無限のエネルギーの場であり、絶えず相互作用している。
- 看護は、人間と環境の相互作用の変化とパターンに着目し、人間と環境の間の調和的な相互作用を促進し、統一体である人間の健康とその人にとってのウェルビーイングの可能性を最大限に実現することを目的とする。

引用・参考文献

1) ヴァイオレット M. マリンスキーほか編. "ユニタリ・ヒューマンビーイングズの科学". マーサ・ロジャーズの思想：ユニタリ・ヒューマンビーイングズの探究. 手島恵監訳. 東京, 医学書院, 1998, 109-18.
2) Rogers, ME. ロジャーズの概念枠組"宇宙時代における看護". 看護研究. 24(3), 1991, 267-79.
3) 竹尾惠子監修. "マーサ E. ロジャーズ". 超入門 事例でまなぶ看護理論. 新訂版. 東京, 学研メディカル秀潤社, 2007, 217-42.
4) ロジャーズ・ME. "ホメオダイナミクス：看護学の諸原理". ロジャーズ看護論. 樋口康子ほか訳. 東京, 医学書院, 1979, 116-24.
5) 前掲書1). "ユニタリで還元不能なヒューマンビーイングズの科学：1990年の改訂", 127-35.
6) 前掲書4). "理論から実践へ", 149.

第**5**章

ロジャーズの看護理論
ユニタリ・ヒューマン・ビーイングズの科学
②**実践編**

❁ ロジャーズの看護理論と看護過程

　ロジャーズは、人間をそれ以上部分に分割できない存在で、部分の総和ではなくそれ以上の全体的な存在、すなわちユニタリ・ヒューマン・ビーイングズ（統一体としての人間）として捉えていましたね。

　そのため、看護師は、どんなときも決してその人の部分や、ある問題や充足されていないニードに注目するのではなく、全体としての人間に関心をもって看護を展開することになるのです。この重要性をロジャーズは、繰り返し強調しています。また、患者という用語も使っていません。

　ロジャーズは、看護科学として理論を開発したため、看護過程や看護実践の方法を具体的には示してはいません。しかし、看護の目的は、人間と環境の相互作用の変化とパターンに着目し、調和的な相互作用を促進し、健康とウェルビーイングの可能性を最大限に実現することです。この看護の目的を達成するために、看護過程の展開の試案として **表** [1~4]のように考えました。

表 ロジャーズの看護理論を生かした看護過程 (文献1~4より作成)

看護過程	内容
アセスメント	「統一体としての人間」として環境の変化にどう反応しているか、パターンを観察する。 • 現われているパターンは、どのような周期やリズムか。 • 全体的に見てよい方向に向かっているのか。 • 環境は、その人とってプラス／マイナスの方向に働いているのか。

表 ロジャーズの看護理論を生かした看護過程 **（続き）** （文献1〜4より作成）

看護過程	内容
アセスメント	パターンの変化に関連する情報を収集する。 • 環境をどう捉えているか。 • 病院と自宅ではどのような相違がみられるか：生活行動や役割の変化、気がかりなど。 • 人生の中で培ってきたパターンの多様性*は今の環境に反映されているのか（*多様性：価値観、生活のなかで重要なものに対する信念など）。 めざす健康・ウェルビーイングに関連する情報を収集する。 • 今回の入院や今後の目標は何か。 • 過去の経験の現在の状況への影響、発達に関する知識の程度。 • 健康・ウェルビーイングのために環境とどのようなリズムで生活したいと思っているか。
看護診断	「統一体としての人間」と環境の相互作用の不調和や統合性に関する問題を抽出する。
看護計画	環境との相互作用の調和や統合性を図り、健康やその人のウェルビーイングに実現を目指した計画を立案する。 • パターンの変化や相違を少なくするために環境を変化させる計画。 • 調和を促進するために、再パターン化（新たなパターンをつくったり修正したりする）する計画。 • 健康やその人にとってのウェルビーイングを実現させる計画。 　（※看護師は計画に参加する、方向づけるという立場をとる）
評価	実施したケアを次の視点から評価する。 • 環境との間に調和的な相互作用を導くことができたか。 • 再パターン化や方向づけは適切であったか。 • 健康やその人にとってのウェルビーイングを実現させる方向で進んでいるか。　など

事例に見るロジャーズの看護理論

事例 患者のAさんは、60歳代・女性。慢性肝炎。夫（60歳代）と2人暮らし。長女（30歳代）と長男（30歳代）は、それぞれ結婚し、遠くに離れて暮らしている。Aさんは家で生け花を教えている。

食欲がなく、全身の倦怠感が強くなったため、外来受診し、入院となる。点滴静脈内注射による薬物療法と安静・食事療法を受けている。2人部屋に入院（同室している患者は肝臓がん末期で点滴を連日受け閉眼状態で、

ほとんど会話をしない状態にある。全身倦怠感も強く顔色も不良である）。
毎日午後、夫の面会を楽しみにしている。

　入院1週間後、体調もやや良好となり、談話室やロビーで過ごす時間が
増えていった。しかし、ときどき窓の外をぼんやり見てため息をついたり、
ふさぎこんでいることも多く見られるようになった。訪室時、看護師Bには
「体調がよくなってきた」「食欲も出てきた。食事もかなり食べられるよう
になった」と話すものの、顔色や表情がすぐれず、検査の結果も改善が見
られなかった。

アセスメント

　まず、アセスメントでは次の3つの視点から情報を収集し、整理します。

環境の変化に全体としてどう反応しているか、パターンを観察する

　Aさんは入院によって、それまでとまったく異なる環境にいます。
入院1週間を過ぎても表情は暗く、不安そうな様子がうかがえます。言
語的コミュニケーションと非言語的コミュニケーションの間に齟齬が見
られ、落ちこんでいる状態にあることが伝わってきます。この状況は、
Aさんと病院という環境との相互作用によって、パターンに変化が起
こっているといえそうです。

　看護師Bはこのパターンから普通ではない「何か」を感じとったので
す。おそらく、病院という環境の場のエネルギーの波とAさんのエネル
ギーの波がぶつかり不安定さを引き起こし、次第に後者が小さくなって
いっている状態なのではないでしょうか。

　以上から、Aさんは、環境との相互作用に不調和が見られ、全体的に
見てマイナスの方向に向かっていることがわかります。このAさんの生
命過程を何が妨げているのかを明らかにし、何とか対応しなければなり
ません。

パターンの変化に関連する情報を収集する

　看護師Bは、ロビーの窓から外を眺めているAさんの姿を見つけ声を
かけました。Aさんとのコミュニケーションから、次のことが明らかと
なりました。

【今の環境をどう捉えているか】

• 病院の環境になじめないばかりか、病室にいれば暗い気持ちになり病気がよくならない気がする。

【病院と自宅の違い、役割の変化や気がかり、価値観】

• 夫は病気がちなので自分が面倒を見なければならないのに、それができない。夫は毎日面会に来てくれるが、心配で仕方がない。

• 自宅で生け花を教えている。入院中は休まざるをえないが気がかりである。

• 入院まで、家で生け花を教え、家事を楽しみ、夫と平穏に暮らしていたときは時間が瞬く間に過ぎていったのに、入院してからはなかなか時間が過ぎていかないと感じるようになった。

目指す健康・ウェルビーイングに関連する情報を収集する

　看護師BとAさんとのコミュニケーションから、さらに次のことがわかりました。

• 自分は肝臓が悪いと主治医から聞いている。同室患者も肝臓病というが、私もあの人たちのように悪い状態になってしまうのかと思うと不安で夜も眠れない。

• 今の希望は「家に帰りたい。帰ると元気になりそうだ」と言う。

看護診断

　次に、アセスメントの結果から、「統一体としての人間」としてのAさんと環境との相互作用の不調和や統合性に関する問題を抽出します。

　Aさんにとって、生け花を教えながら夫と2人で暮らしていた家庭生活と入院後の病院での環境は大きく異なり、環境との間に不調和があります。自分と同じ肝臓病である同室患者の状態を見て、同じ経過をたどるのではないかと今後に対して不安をもち眠れない日々を送っているこ

とが明らかになりました。

　そこで、患者さんと環境の統合性が脅かされ不調和があると判断し、看護診断として「入院による環境の変化と予後に関する不安」を抽出しました。

計画立案と実施

　抽出した看護診断を解決するために、環境との調和を図り、Aさんにとってのウェルビーイングの実現を目指し、次のような計画を立案し実施しました。

環境を変化させる計画

　Aさんは「家に帰りたい」「帰ると元気になれそうだ」と考えています。このことから、Aさんが家庭という環境に戻り、そこで再調整しようとしていることがわかるのではないでしょうか。しかし、現在の病状から希望どおり即退院とはいかないので、看護師Bは、病棟カンファレンスをもち、環境を変えることを提案しました。転室した先の4人部屋の患者さんはいずれも軽症で、点滴治療を受けている患者さんはいませんでした。

Aさんのウェルビーイングの実現を目指し、退院後の生活を再パターン化する計画

　Aさんは、自分と同じ肝臓病である同室にいる患者さんの状態を見て不安になり、自分自身の療養生活を積極的に見直すようになりました。栄養相談や薬剤師による個別相談に参加し、「少しでも長く夫とともに生活できるよう、工夫していきたい」と言っています。退院後は新しい生活のリズムで過ごせるようにと、今から準備しています（図）。

評価

　計画を実施した結果に基づいて、Aさんと環境との間に調和的な相互作用を導くことができたかを評価します。

　転室により新しい環境に移動したことで、Aさんとその環境との間に調和がとれたことは、Aさんの表情や言動、全体としてのパターンの変化によって確かめることができました。Aさんは日ごとに体調も表情も

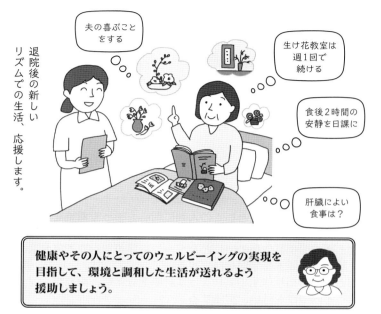

図 環境との調和的な相互作用を促進する看護

良好となり、1週間後に退院となりました。

　看護師Bがパターンの変化に気づき、Aさんに今までの生活やこれからの目標を詳しく聴いたことは、不調和であった環境とAさんの相互作用の再パターン化を促すきっかけになったのだと考えられます。また、看護師Bとしても、Aさんにとってのウェルビーイングを実現するために、退院に向けてどのようにかかわり、方向づけをしていくのかについてさまざまな視点から考える場となりました。

今後に向けて

　ロジャーズの理論は、いかがだったでしょうか？　一歩近づくことができましたか？　ロジャーズは、人間をユニタリ・ヒューマン・ビーイングズ、すなわち「統一体としての人間」として捉え、環境の変化に全

体としてどう反応しているか、すなわちパターンを観察することを強調していました。瞬間にパターンを認識する力を磨いていきたいですね。

このパターン認識を中核において看護理論を開発する考え方は、ローズマリー・R・パースィ、マーガレット・ニューマン、さらにはパメラ・G・リードなどさまざまな中範囲理論家に引き継がれています。直観力や感性、思考力、創造力を磨くことの重要性について、ロジャーズから直接指導を受け刺激されたこれらの理論家たちが開発した理論を、引き続き学習していきましょう。

POINT

- どんなときも、統一体としての人間に関心をもって看護を展開することが基盤となる。
- 人間と環境の相互作用の変化とパターンに焦点を当ててアセスメントし、不調和に関する問題を抽出する。
- 人間と環境の相互作用の調和を促す計画を立案し、再パターン化できるよう方向づけを行い、実施する。
- 実施した結果、健康とその人にとってのウェルビーイングが達成される方向に進んでいるかを評価する。

引用・参考文献

1) ロジャーズ・ME. "理論から実践へ". ロジャーズ看護論. 樋口康子ほか訳. 東京, 医学書院, 1979, 147-55.
2) Rogers ME. ロジャーズの概念枠組 "宇宙時代における看護". 看護研究. 24(3), 1991, 267-79.
3) ガートルード・トレス. "システム指向理論". 看護理論と看護過程. 横尾京子ほか監訳. 東京, 医学書院, 1992, 140.
4) ジュリア・B・ジョージ編. "Martha E. Rogers：ユニタリ・ヒューマンビーイングの科学". 看護理論集：より高度な看護実践のために. 第3版. 南裕子ほか訳. 東京, 日本看護協会出版会, 2013, 181-211.

第**6**章

キングの看護理論
目標達成理論
①基礎編

🔣 環境と人間、特に社会的環境との相互行為に着目したキング

　看護師と患者の相互行為に焦点を当てて目標を達成する目標達成理論は、キングが看護のための概念枠組みとして、最初に考えた「力動的相互行為システム」から10年の歳月をかけて導き出されたものです。これは環境と人間の相互行為に焦点を当てたもので、「個人システム」「個人間システム」「社会システム」の3つのシステムから構成されています。相互行為というと看護師と患者さんの間の関係を思い浮かべ、どのように人間関係を築いていくかをまず考えるでしょう。しかし、キングは人間と環境の相互行為についてまず考え、そこから看護師-患者関係を考えたのです。そのため、キングの看護理論は、システム理論と相互作用理論の両方に分類されています。それでは、キングの看護理論がどのように開発されたのか、その経緯を見てみましょう。

　キングは、理論を開発するにあたって、ルードヴィヒ・フォン・ベルタランフィの一般システム論を基盤に、「開放システムとしての人間」[※]と環境の相互行為を、看護の枠組みに取り入れようと考えました。

　また、看護とは何かを考えると同時に、看護はどのような状況で行われているのか、社会と看護の関係はどうか、などの具体的な問いを立て、理論開発のために文献検討や看護師間で議論を重ねました[2]。その結果、

※開放システムとしての人間：人間は環境に対して無限に開放され、環境と入力（input）→プロセス（process）→出力（output）→フィードバック（feedback）という相互行為を繰り返し、環境の変化に目標をもち部分ではなく全体として反応する、という特徴をもつ。ロジャーズ、ロイ、ベティ・ニューマンなどの理論でも基盤として用いられている[1]。

87

看護を取り巻く環境は非常に複雑で、看護師は社会や組織の一員として多くの機能を果たし、また制約も受けていること、科学技術の発展や社会の変化から看護は影響を受けることから、社会的な環境との関係に着目する重要性を明らかにしました。一方、患者さんも社会や組織、身近な集団や家族のなかでの役割をいくつかもち、制約やストレスを受けながら、健康を維持しようと生活している社会的な存在であると捉えました。

キングは、人間と環境との相互行為のなかでも、特にこの社会的存在としての人間や社会的な環境に着目して理論を開発したところが特徴です。

目標達成理論を導き出した力動的相互行為システムとは

まず、看護の概念的枠組みとして考えられた力動的相互行為システムについて見てみましょう。「力動的相互行為システム」は、「個人システム」「個人間システム」「社会システム」の3つのシステムから構成されています（**図1**）[3]。また、各システムを次のように定義しました[4]。

①個人システム：個人一人ひとりが「個人システム」で、全体としてのまとまりをもち、環境のなかに存在する。
②個人間システム：個人がそれぞれ他者と相互行為をすることで形成されるシステムである。
③社会システム：特定の利害やニードあるいは共通の目標をもついくつかの組織が共同体や社会を作り出す、その総体が社会システムである。

人間と環境の相互行為は、これらのシステム間において絶えず繰り返され、「力動的」という言葉で表現されるようにダイナミックに変化します。そのため、この3つのシステム間の相互行為を知り、それらの間の相互行為が健康に向けて機能するように調整していくことが看護の役

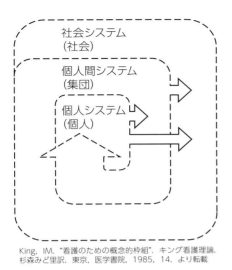
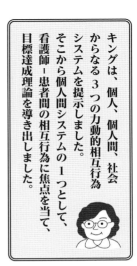

King, IM. "看護のための概念的枠組". キング看護理論. 杉森みど里訳. 東京, 医学書院, 1985, 14. より転載

図1 看護の概念的枠組み：力動的相互行為システム

割であるというのです。

　さらにこのシステムの「個人間システム」の一つとして、看護師と患者さんの相互行為に焦点を当て、目標達成理論を導き出しました。キングは、ここでも「個人システム」とその個人が所属している「社会システム」がどのように看護師-患者関係に影響を及ぼしているかをしっかり把握する必要があるといいます。看護師も患者さんも「個人システム」であり、自分自身が育った文化や社会のなかで、自己を形成しています。それらの影響を受けた独自のものの見方、知覚の特徴があります。看護師も「個人システム」として私はどのような特徴をもっているのか、組織やチームのなかでどのような役割や制約を受けながらこの空間に存在しているのかに着目します。つまり、看護師と患者さんは、それぞれ「個人システム」として出会い、社会システムの影響も受けながら、健康上の課題を解決できるよう相互行為を繰り返すことになるというのです。

　そのため、この力動的相互行為システムで考えた3つのシステムとそれに関連する概念（ひとまとまりの考え）[4, 5]は、目標達成理論を理解

表1 個人システム

知覚	人間、対象、出来事を認識することを指す。どう認識するかはすべての行動に影響するため、個人システムの重要な特徴となる。知覚には、その人の経験、自己概念、その人の所属する社会経済的集団、教育的背景が影響し、きわめて主観的なものである。
自己	「自分とは誰なのか」「自分とは何なのか」という自己の個人的な存在についての自覚のこと。その人の考え方や価値観、態度などの基礎になるもの。
成長・発達	人間に起こる細胞レベル、分子レベル、行動レベルの継続的な変化のこと。この変化は成長・発達の順序など予測可能なパターンはあるが、個人差が大きいもの。
身体像	その人自身が自分の身体についてどのように認識しているか、自分の外観に対して他者がいかに反応しているかを示すもの。主観的で、その人の身体的・精神的側面の変化によって変わっていくものでもある。
空間	あらゆる方向に向けて存在するものである。一方、空間は個人的であり、自分自身の空間を守るために、その人の行動（しぐさや姿勢）によって物理的な境界を設けることもある。空間の捉え方は文化による影響を受ける。
時間	将来に向かって進んでいく出来事の連鎖を指す。また、人間の律動性（サイクル、リズム）に関係する。

するうえで重要なポイントになります。言葉の定義が多くなりますが、一つひとつイメージしながら読み進めてください。また、次節の「実践編」を読み終えてから、あらためて読み返すとわかりやすくなると思います。

個人システム

　個人を一人ひとりが知覚を通して環境からのインプットを選択的に処理する、全体としてまとまりをもった個人システムとして概念化しています。個人システムを理解するための概念は、知覚、自己、成長・発達、身体像（ボディイメージ）、空間、時間です（**表1**）。

個人間システム

　このシステムは、ある状況のなかで相互行為を通じて形成され、2人、3人、あるいはそれ以上の集団で構成されます。看護師-患者関係は、このシステムの一つです。このシステムでの相互行為の理解に役立てるために選び出した概念は、相互行為、コミュニケーション、相互浸透行為、

表2 個人間システム

相互行為	2人あるいはそれ以上の個人の間に起こる行為であり、目標指向的な一連の言語的・非言語的な相互に作用し合う行動のこと。
コミュニケーション	ある個人から他者への情報の移動、交換を示すもので、人間関係を維持・発展させるのに用いられる伝達手段である。直接的・間接的に行われるもの。
相互浸透行為	目標達成を目指して人間と環境との間で相互に行われる観察可能な一連の行為のこと。二者関係の場合、双方の価値観、願望、欲求が伝わり、両者の関心事を定め、共通の目標を設定し、相互行為を重ねた結果、相互浸透行為となり、目標が達成される。
役割	社会や組織のなかで、ある立場における人間に期待される一連の行動。役割期待と役割遂行が一致しないとき、役割葛藤が起こり、ストレスが生じる。
ストレス	人間が成長・発達、役割の調和などを図るために、人間と環境がエネルギーや情報を交換し合うことをいう。ストレッサーとして働くものには、人間や出来事などがある。

表3 社会システム

組織	達成すべき目標を同じくする人の集団。ある定められた役割と地位をもち、個人あるいは組織の目標達成のために、さまざまな資源を用いる人間によって構成されている。組織環境は、その人の能力と習慣を形成するある種の社会的影響力をもつ。
権威	ある者とそれ以外の者との活動方針を決定する力のこと。ある者は、指針や命令を出し行為に責任をもち、それ以外は組織の秩序と安全を維持するために権威に従うという相互補完的な関係にあるといえる。
権力	ある状況のなかで1人あるいはそれ以上の人々が、他者に影響を与える過程である。権力は、人々が同意しないにもかかわらず、なされていることを受け入れざるを得ない状況を規定するものでもある。
意思決定	目標達成のためにいくつかある選択肢から、その人の認識に基づき選択され、行動に移し、その結果を目標と関連づけて評価する過程のこと。

役割、ストレスです（**表2**）。

社会システム

　特定の利害やニードや共通の目標をもつ集団や社会を「社会システム」といいます。このなかには家族・宗教団体・学校・職場などがあります。このシステムを理解するための概念は、組織、権威、権力、意思決定です（**表3**）。

キングは、このように個人、個人間、社会の3つの力動的相互行為システムを提示しました。そこから個人間システムの一つである、看護師-患者間の相互行為に焦点を当て、個人、社会システムの影響も視野に入れ、目標達成理論を導き出しました。

目標達成理論：相互浸透行為と目標達成に必要な6つの要素

　それでは、目標達成理論の説明に入りましょう。キングの目標達成理論の概要について、**図2**[6)] に表します。2つの楕円は看護師と患者さんを示しています。2つの楕円の重なり合った部分は、相互浸透行為を導く6つの要素を示しています。相互浸透行為に至り目標を達成するためには、この6つの要素が重要であり、1つでも欠ければ到達できないとキングはいっています。6つの要素とは、行為、対応、障害（問題ともいう）、共同目標設定、目標達成のための手段の探求（考えること）、目標達成のための手段への同意です。

　これだけではよくわかりませんね。**図2** に沿って、出会いの場面からもう少しやさしく見てみましょう。病院で看護師と患者さんが出会ったとします。そうすると、まず、お互いに相手を**知覚**しますね。「看護師さんだ」とか「患者さんだ」という具合にです。両者が出会えば、声かけをする、お話をするなど、そこに何らかの**コミュニケーション**が起こり、お互いに必要とすることについて話し合うわけです。

　この知覚やコミュニケーションを基礎としてどちらか一方が、まず行為を起こします。例えば、看護師が患者さんに「今日は顔色がよくありませんね、どうかされましたか？」と声かけをします。そうすると、相手（患者さん）はその**行為**に対して、「ええ、実は夕べよく眠れなかったもので……」といった具合に**対応**します。こうした相互行為のなかで、患者さんの現在の**障害**（問題ともいう）が明らかになってくるのです。眠れなかった原因は、頑固な便秘による腹部膨満感にあったとすれば、便秘が不眠につながり気分が悪いのですから大きな問題です。

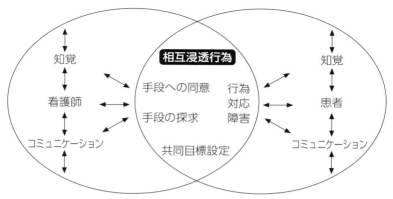

King, IM. "目標達成理論". キング看護理論. 杉森みど里訳. 東京, 医学書院, 1985, 194.

図2 目標達成理論の図式

　看護師と患者さんは、**共同目標**を設定し、その目標に向かって**手段**（方法）を考え、その手段に対して**同意**が成立すれば、目標達成に向けての相互行為が始まります。そして、相互行為を重ねた結果、相互浸透行為となり、目標は達成されます。例えば、便秘の改善を図ろうという目標が立てられれば、看護師と患者さんは具体的な方法（食事や運動など）を検討し、その方向に向けて動いていきます。そして、便秘の改善という目標が達成され、問題が解決します。

相互浸透行為を導く看護師-患者の相互行為のプロセス

　キングは 図2 [6]のなかの相互浸透行為について理解を深められるように、 図3 [7]を提示します。この図は看護師と患者さんの相互行為のプロセスを示したものです。

　看護師と患者さんは健康への到達、維持、回復を目的に出会い、お互いを知覚し、その結果何らかの判断をします。さらに、その判断から何らかの行為をとることを意思決定します。そして、看護師、患者さんともに、相手や状況に対して対応し、相互行為になるわけです。この相互

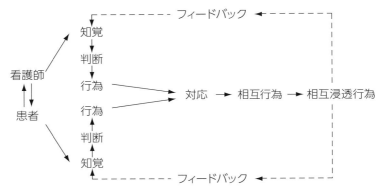

King, IM. "目標達成理論". キング看護理論. 杉森みど里訳. 東京, 医学書院, 1985, 181.

※相互浸透行為："transaction"の訳語として相互交渉が用いられることが多いが、ここでは2種類の液体が浸透圧の原理で1種類の液体になってしまう現象のことを表す相互浸透行為とした。さまざまな学問分野で使用されている用語である[2]。

図3 人間の相互行為のプロセス

　行為は、正確に知覚できること、コミュニケーションを通して情報を交換し合うことで双方の価値観を理解し、願望や欲求を踏まえた目標が共有されること、それぞれが期待される役割を遂行し、その役割が互いの期待と一致していることで、相互浸透行為に進んでいくことになります。下線の概念の定義は、表1〜3 で今一度確認しましょう。

　相互浸透行為が看護師と患者さんの間で起これば、患者さんの成長や発達を促すとともに、目標が達成されることになります。目標達成は両者に満足感をもたらし、結果として効果的な看護が展開されていきます。反対に相互浸透行為がその時点で起こらなければ、その状況がフィードバックされ、もう一度知覚からプロセスをたどることになります。

まとめ

　看護師と患者さんは、お互いを正確に知覚できるよう、コミュニケーションを通して確認し合い、共同目標を設定し方法をともに考え、方法

への同意が得られれば、目標達成に向けての行為が始まります。

　相互浸透行為に到達するためには、知覚のずれを最小限にする工夫を重ね、情報を共有し、同意を得ながら進めていく必要があります。現在のようにはインフォームド・コンセントが普及していない時代に、実践において患者さんが意思決定に参加する権利を保障し、看護師と患者さんの関係において同意が重要なポイントとして取り込まれていたということはすばらしいですね。

　次節では、事例をもとに解説していきたいと思います。

POINT✎

- 看護の概念的枠組みである力動的相互行為システムは、「個人システム」「個人間システム」「社会システム」の3つのシステムから構成される。人間と環境の相互行為は、この3つのシステム間で絶えず行われている。それらの間の相互行為が健康に向けて機能するよう調整するのが、看護の役割である。
- 目標達成理論は、個人間システムの一つである看護師-患者間の相互行為に焦点を当てて導き出された。
- 看護師-患者間に行為、対応、障害（問題）、共通目標設定、手段の探求、手段への同意からなる6つの要素が存在したときに、相互浸透行為が生まれ、目標が達成される。

引用・参考文献

1) ガードルード・トレス．"システム指向理論"．看護理論と看護過程．横尾京子ほか監訳．東京，医学書院，1992，118-72．
2) King, IM．キングの理論"キングの目標達成理論"．看護研究．24 (3)，1991，217-34．
3) King, IM．"看護のための概念的枠組"．キング看護理論．杉森みど里訳．東京，医学書院，1985，14．
4) Fawcett, J．"Kingの相互作用システム枠組み"．看護モデルの理解：分析と評価．小島操子監訳．東京，医学書院，1990，97-134．
5) 竹尾惠子監修．"アイモジン・キング"．超入門 事例でまなぶ看護理論．新訂版．東京，学研メディカル秀潤社，2007，174-215．
6) 前掲書3)．"目標達成理論"，194．
7) 前掲書3)．"目標達成理論"，181．

第6章

キングの看護理論
目標達成理論
②実践編

:: キングの看護理論のメタパラダイム

　キングはメタパラダイムの4つの概念（人間、健康、環境、看護）についてどのように考えているのでしょうか。まずは確認しましょう。

- **人間**：感情や理性をもつ社会的な存在である。人間は環境と絶えず相互行為を行う開放システムであり、ある目的に向かって変化し続ける存在である。また、自らの健康について知る権利や生活、健康、仕事に影響を及ぼすような意思決定に参加する権利をもつ。
- **健康**：人間のダイナミックな人生体験で、内部・外部環境にあるストレッサーに対して適応すること、また日常生活のなかで役割を十分に果たす能力のことである。
- **環境**：人間と環境の相互行為は、「個人システム」「個人間システム」「社会システム」間において常に行われている。この3つのシステムはいずれも環境全体の構成要素である[1]。
- **看護**：看護師と患者の人間的な相互行為のプロセスである。看護師と患者は相互行為において、それぞれがどのような状況に置かれているかを知覚する。そのうえで、両者はコミュニケーションをとおして相互行為を重ね、共同の目標を設定し、手段を探求しながら、目標を達成するための手段に同意する。その結果、相互浸透行為が生まれ、目標が達成される。

キングの看護理論と看護過程

キングの目標達成理論を用いて看護過程を展開する場合、どのような段階を踏んでいくのでしょうか。ここで、一般的な看護過程との比較を **表1** [1~3] に示します。

キングの看護過程は、〈基本編〉で学んだ目標達成理論の構成要素に沿って展開します。まず、看護師と患者さんが出会い、両者が知覚した情報を、コミュニケーションを通じて分かち合い、相互行為を繰り返すなかで、看護師は看護問題を見出すわけです。そして、その問題を解決していくために共同で目標を設定し、方法（手段）を考え、同意を得て、看護を展開し目標を達成していき、最後にそれまでの過程を評価するという流れになっています[4, 5]。このように、表現は違いますが、一般的な看護過程と同じように展開することができます。

表1 キングの看護理論における看護過程と一般的な看護過程の比較[1]

キングの看護理論における看護過程[2]	一般的な看護過程[3]
• 看護師と患者の知覚 • 看護師と患者のコミュニケーション • 看護師と患者の相互行為	アセスメント
看護診断	看護診断
• 共同目標の設定 • 目標の達成手段への同意	看護計画立案
相互浸透行為の形成	実施
目標達成の評価	評価

1) King, IM. キングの理論"キングの目標達成理論". 看護研究. 24(3), 1991, 217-34. ; 2) King, IM. A Theory for Nursing: Systems, Concepts, Process. New York, Delmar Publishing, 1981. ; 3) Yura, H. et al. Nursing Process: Assessing, Planning, Implementing, Evaluating. Connecticut, Prentice-Hall, 1983. より改変

事例に見るキングの看護理論

事例について、目標達成理論の構成要素を意識して看護過程を展開してみましょう。

97

> **事例** 患者のAさんは、80歳代・男性。妻が5年前に他界してから、一人暮らしを続けていた。長男の家族は、仕事のため離れて暮らしているが、長男夫婦のサポートは良好である。長男夫婦は同居を勧めたが、Aさんは、親しんできた家を離れたくないと主張している。
>
> 　Aさんは、若いころから健康自慢をしていたが、妻と死別後は生活が不規則になっていた。そのようななか、1ヵ月前に脳梗塞と診断され入院し、治療を受けていた。回復は比較的早く、現在リハビリテーションを受けているが、訓練に対する意欲低下が見られる。右側上下肢に軽い麻痺と軽度の言語障害がある。

アセスメント

　ここで **表1** を思い出してください。キングの目標達成理論ではアセスメントは、知覚、コミュニケーション、看護師・患者の相互行為をとおして行うのでしたね。まず、個人システム、個人間システム、社会システムという3つのシステムの視点から情報を収集して整理し、次にそれらの情報を解釈・分析した結果を **表2** に示しました。主な内容として、個人システムでは今の状態について看護師とAさんとの間で知覚にずれがあること、個人間システムでは機能訓練に対する不満やストレスを感じていること、社会システムではAさんも家族も退院後の一人暮らしの生活について具体的にイメージできていないことなどが明らかになりました。

看護診断

　アセスメントの結果、看護師は、正しく現状を知覚できるように援助し、効果的な自己管理とそれを支援する家族や在宅のサービス機関とも連携していく必要があると考え、看護診断を明確にしました。この看護診断から実施までのプロセスを **表3** に示します。

実施

　共同目標の設定では、Aさんと一緒に共同の目標を検討し、退院後の一人暮らしに向けて、当面の目標を挙げ、Aさん自身が今後の方向性を

表2 キング看護理論を用いた看護過程の展開：アセスメント

システム	情報の整理	解釈・分析
個人システム	●80歳代・男性。脳梗塞後、リハビリテーションを行っている。右側上下肢の軽度の麻痺、軽度の言語障害あり。 ●知覚：今の状況について、退院後の生活は心配な面もあるが、妻との死別後も何とかできたので、今度も一人暮らしは続けていけるのではないかと思う。 ●自己・身体像：健康に自信があったのに、情けない。長男夫婦は同居を勧めてくれるが、気ままに暮らしたいし、これまで親しんできた家を離れたくない。 ●成長・発達：80歳代前半である。	●脳血管障害によって軽い麻痺や言語障害があるが、今の自分の状態であっても、退院後の生活も、これまでのような一人暮らしを続けていくことが可能であると思っている。これまでの元気な自分とは異なる今の状態に戸惑い、正確に知覚できていない可能性もあると考えられる。 ●退院後の生活について、一人暮らしを続けるという意思は強い。看護師は、今後一人暮らしは、訓練を続け補助具、住宅改造をすれば日常生活動作(activities of daily living：ADL)は可能だと思われるが、買い物や受診行動、再発予防のための自己管理に支援が必要と考えている。このことから、Aさんと看護師の間で知覚のずれがあることがわかる。 ●80歳代であり、退院後孤立すると急激に生活機能が低下する可能性がある。
個人間システム	●コミュニケーション：軽度の言語障害はあるが、ゆっくり話せば会話に支障はない。聴力の低下があるが、少し大きな声で話せば支障なし。自分から積極的に看護師に話しかけている。 ●ストレス：訓練に対して、「そんなに毎日やらなくても」という不満がある。	●医療者とのコミュニケーションは良好である。 ●障害が軽度であるために、厳しい訓練までは必要ないと考え、訓練がストレスとなり意欲を示さないのではないか、また訓練と退院後の生活(受診行動、買い物など)とを結びつけて考えられていないことも理由として考えられる。
社会システム	●妻と5年前に死別し、一人暮らしを続けている。退職し、特に役割はない。 ●長男夫婦は仕事のため離れて暮らしている。サポートは良好である。同居の勧めを断り、退院後も一人暮らしを続けたいと希望している。	●長男夫婦に、可能な支援(買い物や受診行動、再発予防のための自己管理)の範囲・程度の確認、退院時に必要な補助具、住宅改造の説明をする機会をもつ必要がある。また、早急に地域の在宅サービスの状況を確認する。

表3 キング看護理論を用いた看護過程の展開：看護診断から実施まで

看護診断	現状を正しく知覚できていないため、退院後には自己管理が非効果的になるリスクがある状態。	
共同目標の設定	1週間後までに麻痺や言語障害の退院後の生活への影響を知り準備ができる状態になる。	
目標達成のための手段の設定		実施・反応
1. 右側上下肢の軽度の麻痺、軽度の言語障害による家庭生活への影響や訓練の必要性について、医師、理学療法士、言語聴覚士から説明を受ける。 2. 退院後自己管理ができることをAさん自身が明らかにする。 • ケアマネジャーから必要な補助具や住宅改造、利用できるサービスの説明を受け、カンファレンスの場を設ける。 • カンファレンスの際、家族に参加を依頼し、家族の支援の範囲・程度を確認する。		1. 「訓練が退院後の生活に直結することがわかった」と言い、積極的な姿勢が見られるようになった。 2. 自己管理することと家族から受ける支援内容について、「わかってきて、気持ちが楽になった」という反応があった。

見出していくことにしました（**図**）。目標達成のための手段の探求と手段への同意では、必要な手段をAさんの希望も取り入れ検討しました。実施では、同意を得た内容について相互行為を繰り返した結果、現状を的確に知覚できるようになり、退院後のイメージを抱くことができるようになりました。

評価

　当面の目標であった退院へ向けた準備ができ、Aさん自身が今後の方向性を見出せるようになるという目標を達成したと評価しました。Aさんが目標設定のための手段に同意したことで、看護師は多職種や家族との調整を行い、Aさんは自己管理できることを洗い出し、積極的に訓練に参加するという期待される役割をお互いに果たせた結果として、相互浸透行為が生まれ、目標を達成できたというように考えられます。

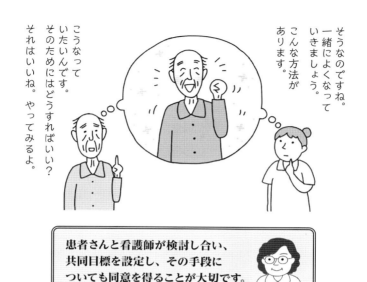

図 共同目標の設定と達成のための手段への同意

今後に向けて

　キングの目標達成理論では、共同で目標を設定し手段を選択し、その手段への同意をもとに相互行為を積み重ねていくことで相互浸透行為が生まれ、目標が達成されることを学びました。相互浸透行為は、耳慣れない言葉であったと思います。翻訳者である杉森は〈基本編〉で説明したように、"transaction"の原語には2種類の液体が浸透圧の原理で1種類の液体になる現象を示す「相互浸透行為」という訳語を当てています。

　この精神を受け継ぎ、患者さんと看護師とが一つになる相互浸透行為が生まれるよう、①知覚のずれがないかその都度アセスメントすること、②専門職としての知識や技術をさまざまに活用し創意工夫を重ねて患者さんからの役割期待に応えること、③粘り強く相互行為を重ねフィードバックを繰り返すように努力することを実践の場では磨き続けていきたいですね。

POINT✎

- 看護師と患者の相互行為を通して、互いに相手を正確に知覚すること、コミュニケーションを重ね情報を確認すること、共同で目標設定をしてその手段への同意のもと、目標達成に向けて期待される役割を互いに遂行することが、相互浸透行為につながる。
- 目標達成には、相互行為を重ね、フィードバックを繰り返すプロセスが非常に重要である。

引用・参考文献

1) King, IM. キングの理論"キングの目標達成理論". 看護研究. 24 (3), 1991, 217-34.
2) King, IM. A Theory for Nursing: Systems, Concepts, Process. New York, Delmar Publishing, 1981.
3) Yura, H. et al. Nursing Process: Assessing, Planning, Implementing, Evaluating. Connecticut, Prentice-Hall, 1983.
4) King, IM. "目標達成理論". キング看護理論. 杉森みど里訳. 東京, 医学書院, 1985, 175-200.
5) 酒井郁子. "キング：相互浸透作用と目標共有". 看護理論の活用：看護実践の問題解決のために. 正木治恵ほか編. 東京, 医歯薬出版, 2012, 42-9.

第7章

オレムの看護理論
セルフケア不足看護理論
①基礎編

💠 セルフケアとは？

　さあ、ドロセア E. オレムの看護理論の「セルフケア」について、日本では、日常的にどのように使われているか見てみましょう。なぜ最初からこのようなことをいうかというと、現在、「セルフケア」という言葉は、まるで日本語のように身近に使われていて、単純に「自分で自身のことをする」という程度にしか捉えられていないように思うからです。

　しかし、理論的にはもう少し複雑なことが絡み合っています。そこを知るために、次のような問いをもち取り組んでいきましょう。「健康状態の変化によって当たり前にしていたセルフケアができなくなった患者さんにどのようにかかわっていくのか」、「そもそもオレムの看護理論の焦点である"セルフケア不足"とは何を指すのか」、「患者さんや家族のもつ能力を引き出し、新たなセルフケアの方法を身につけ、生活を再構築していくには、どのような看護の役割が必要なのか」といったことについて、理論から学び、実践に反映していきましょう。

　さて、一般にオレムの看護理論は、「セルフケア理論」といわれています。これは、彼女の理論の一部で、理論自体はセルフケア理論（「セルフケアとは何か」）、セルフケア不足理論（「セルフケア不足とはどのような状態か」「いつ看護が必要になるのか」）、および看護システム理論（「セルフケア不足がある場合、看護はどのようにケアを行うのか」）という3つの関連する理論から成り立っています[1]。

　オレムの看護理論の焦点は「セルフケア不足」であり、総称として正しいのは「セルフケア不足看護理論（self-care deficit nursing theory；SCDNT）」です[2]。これらの3つの理論を詳しくみてみましょう。

セルフケア不足理論：セルフケア不足とは何か

この理論はオレムの看護理論の中心となる理論で、セルフケア不足とは何か、いつ看護が必要になるのかを図1の概念的枠組み[3]で説明しています。治療的セルフケア・デマンドが、セルフケア・エージェンシーより大きい（不等号記号＜で示す）と、そこにセルフケア不足が生じ、そのときに看護が必要になります。また、今後セルフケア不足が予測さ

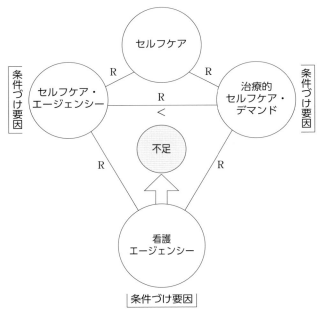

オレム・DE．"付録B セルフケア不足看護理論開発の歴史"．オレム看護論：看護実践における基本概念．第4版．小野寺杜紀訳．東京，医学書院，2005，449．より改変

「セルフケア不足」について、「セルフケア・エージェンシー」と「治療的セルフケア・デマンド」の関係から見出すことは、看護師の重要な役割です。

※R：関係（relation）、＜は不足関係（現存する、あるいは予測される）
※条件づけ要因：年齢、性別、発達段階、健康状態、社会的文化的背景、家族システム、ヘルスケアシステム、環境、資源の適切さと利用可能性などを指す[4]。

図1 看護のための概念的枠組み

れる場合も含まれます。セルフケア不足を見出すことは、看護師の重要な役割です。

　この枠組みに使われている用語は社会学の行為論（action theory）の概念などを看護に応用しているため、難しく感じられると思います。そこで理解を早めるために、カタカナ語の一つひとつを日本語に訳さずに頭に入れるのも一つの方法です。例えば、「エージェンシー」は能力のことですから、「セルフケア・エージェンシー」は患者さんの能力、「看護エージェンシー」は看護師の能力というように、日本語に訳してしまう前に頭に入れてもいいでしょう。難しい表現の「治療的セルフケア・デマンド」は、患者さんが今セルフケアを必要とする事柄すべて[5]のことです。これらを用いて、セルフケア不足を言い換えてみます。患者さんが発達や健康状態の変化により、今までしていたセルフケアができなくなったり、新しく必要なセルフケアが生じたとき、そのときに必要となるセルフケアをすべて合わせたもの（すなわち治療的セルフケア・デマンド）が、患者さんのセルフケア能力より大きいとき、セルフケア不足があるということです。まさにそのとき看護が必要になるということを、**図1**は示しています。

✿ セルフケア理論：セルフケアとは何か

　次に、この概念的枠組みの構成要素であるセルフケア、治療的セルフケア・デマンドなどについて定義し説明しているセルフケア理論を詳しく見ていきましょう。

セルフケア（self-care）

　セルフケアとは、成熟しつつある人および成熟した人が、自分自身のために日々、生命を維持し、健康的に機能し、個人として発達し、ウェルビーイングを達成する目的で、自分の意思で始め、遂行するさまざまな行為のことです。つまり、健康であれば誰でも日々必要となってくること、例えば食事、入浴、排泄などを自分の意思で調整し、充足する、

表 オレムの普遍的セルフケア要件 (文献7より作成)

● 十分な空気摂取の維持	● 孤独と社会相互作用のバランスの維持*
● 十分な水分摂取の維持	● 生命、機能、ウェルビーイングに対す
● 十分な食物摂取の維持	る危険の予防
● 排泄過程と排泄物に関するケアの提供	● 正常性の促進**
● 活動と休息のバランスの維持	

***孤独と社会相互作用のバランスの維持**：個人の自律性を発達させるために孤独と社会相互作用のバランスを取り社会関係を維持すること、愛情や友情の絆を育むこと、社会的な温かさと親密さのある状態を整えることなどを意味する。
****正常性の促進**：現実的な自己概念を開発・維持、特異的(固有の)人間としての発達を促進するための行為を実行すること、正常な構造および機能からの逸脱を理解し対処する行動などを意味する。

さまざまな行動のことです。

　また、子を親が、あるいは老親をその子などが責任をもってその人にかわって、一部または全部をケアしている場合、このケアを「依存的ケア（dependent-care）」といいます[6]。

セルフケア要件（self-care requisites）

　では、日々の生活において調整し充足することが必要なセルフケアには、どのような種類があるのでしょうか？ その種類と内容について説明したものがセルフケア要件[7]で、次の3種類があります。

- 普遍的セルフケア要件：ライフサイクルのあらゆる段階のすべての人間に共通して見られるもの（**表**）[7]。
- 発達的セルフケア要件：人間の成長・発達過程で生じる出来事や発達を阻害する出来事（教育の機会の剝奪、配偶者の死など）に関連して起こるもの。
- 健康逸脱に対するセルフケア要件：病気や障害、治療とその影響に関連して起こるもの（自己イメージの修正、不快感などへの対応、病的な状態と共に生きるための学習など）。

　普遍的セルフケア要件は、同じニード論の分類になるヘンダーソンの基本的ニードと比較されることがあります[8]。オレムが、ニードではな

く要件（requisite）という用語を使う理由は、要件には「ニードそのもの」と「ニードを充足するための行為」の両方が含まれると考えるからです。各要件では、行為に焦点をあて患者さんがどのような状態に置かれていても、セルフケア要件に注意を払い、効果的に充足するための行為が実行できているのか、それができる環境なのかなどのアセスメントの視点を示しています[7]。看護師がニードの有無のみではなく、常にニードを充足するために遂行している行為とその変化に着目し、遂行できるよう援助する重要性を強調するために、要件という新たな用語を用いたともいえるでしょう。

治療的セルフケア・デマンド（therapeutic self-care demand）

　3種類のセルフケア要件をアセスメントし、その結果明らかとなったセルフケア要件を満たすために必要な一連の活動やケアの方策の総和のことを、「治療的セルフケア・デマンド」といいます。つまり、現在の時点で患者さんがセルフケアを必要とする事柄すべてを指します。具体的には、現在の発達、健康状態で充足していない、または制限のあるセルフケア要件は何か、新しく必要とされるセルフケア要件は何かを知ることで明らかになります。

セルフケア・エージェンシー（self-care agency）

　オレムはセルフケアを遂行するための一連の能力（潜在能力も含む）を「セルフケア・エージェンシー（self-care agency）」、依存的ケアの場合は「依存的ケア・エージェンシー（dependent-care agency）」といいます。この能力は、教育、文化、科学的知識、成長と発達、経験を通して後天的に学び育まれるもので、個人の成熟度や社会集団によって異なります[9]。

　また、オレムはセルフケアを遂行するために必要な3つのセルフケア操作能力について、次のように挙げています。

①どのようなセルフケアが求められているかを知る（評価的操作）能力
②何をどのように行うのが望ましいかを意思決定する（移行的※操作）

能力

③必要なセルフケアを遂行し、その結果と効果を判定する（生産的操作）
能力

※移行という用語は、①から③に移行する間の段階という意味で用いている。

このほかに、この3つの能力を具体的に提示した「10の力（パワー）構成要素」（後述）、基礎的能力である感覚、知覚、記憶などがあります[10]。これらの視点から、現在のセルフケア・エージェンシーを明らかにします。

以上の治療的セルフケア・デマンドとセルフケア・エージェンシーを比較し、セルフケア不足があるかどうかを検討します。

このセルフケア不足に対し、看護師はどのような援助方法を用いるのかを次のように6つに分類しています[11]。

- 他者に代わって行為をすること
- 指導し、方向づけすること
- 身体的支持を提供すること
- 心理的支持を提供すること
- 発達を促進する環境を提供すること
- 教育すること

看護システム理論：どの看護システムを用いるのか

患者さんのセルフケア不足を満たすために、看護師は状況に応じて、次の3つの基本的看護システムを活用します（**図2**）[12]。この図は、患者さんと看護師の行為とその相互作用を図示し、それぞれのシステムで、お互いがどのように調整して、取り組むのかを示しています。

全代償的システム

患者さんのセルフケア・エージェンシーがきわめて限られているときに、よい状態を維持するため看護師が全面的に援助を行う場合に用います。例としては、重度の意識障害がある患者さんがケアを全面的に受けているような場合です。

a）全代償的システム

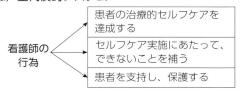

b）一部代償的システム

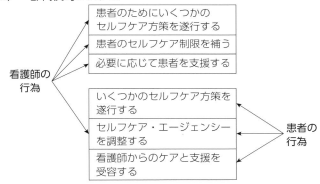

c）支持・教育的システム

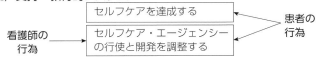

オレム・DE. "看護実践：サービス単位としての個人". オレム看護論：看護実践における基本概念. 第4版. 小野寺杜紀訳. 東京, 医学書院, 2005, 321.

図2 基本的看護システム

一部代償的システム
　患者さんが、自分でいくつかのセルフケア方策を遂行することができるものの、できない方策は看護師が援助するような場合に用います。例としては、松葉杖を用いて歩行している患者の入浴や排泄のケアの一部を看護師が行う場合です。

支持・教育的システム
　患者さんがほとんどのセルフケア方策を実施することは可能になって

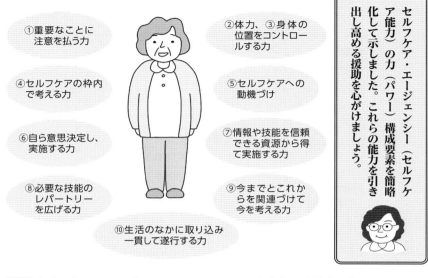

図3 セルフケア・エージェンシーにおける10の力（パワー）構成要素 （文献13より作成）

きたものの、より確実にできるようにセルフケア・エージェンシーを調整する援助が必要な場合に用います。例としては、高血圧症患者が教育入院をしているような場合です。

この支持・教育的システムで患者さんと看護師の両方が取り組むことになる「セルフケア・エージェンシーの行使と開発を調整する」とはどのようなことを指すのでしょうか。オレムは、セルフケア・エージェンシーには「10の力（パワー）構成要素」があるといっていましたね。

「10の力（パワー）構成要素」について簡略化したものを 図3 [13)] に示しました。これは、何が必要なセルフケアかを知り、いくつかの選択肢のなかから決定し、実施、継続を可能にする能力の要素ともいえます。これには、重要なことに注意を払う力や動機づけ、情報収集力や意思決定、レパートリーを広げる力、一貫して遂行する力などがあります。看護師にはこれらの能力を引き出し、潜在能力を開発し高めることができ

るよう、調整する役割が求められます。また、患者さんにもこれらの能力を確認し、確実に行使できるよう自ら調整する役割があるというのです。

　患者さんや家族が日々、状況が変化してもセルフケア行為を実施していくためには、信頼できる資源から情報を再収集する能力、その情報をもとに適切な意思決定ができる能力など実に多様な要素が必要になります。患者さんが、そのような能力を身につけられるように援助します。

🍀 まとめ

　オレムの「セルフケア不足看護理論」の全容は見えたでしょうか？また難しい言葉一つひとつにとらわれすぎないで、大きな流れとして捉えていくことができたでしょうか。

　オレムは、健康逸脱によって新しく学ぶ必要が生じた多くのセルフケア方策について、妥当な判断をし、今までとはまったく異なる時間配分のなかで実施し継続するには、特に多くの知識や努力、エネルギーが必要であり、そのことを踏まえて支援することが重要であるといっています[14]。看護師には、さまざまに揺れ動く患者さんの思いや新たな学びに寄り添うこと、幅広い専門的知識に基づく創造力やわかりやすく伝え継続できるようにするための応用力、柔軟性などが求められることをあらためて考えさせられますね。

　次節では、実際にオレムの理論を用いた看護過程について解説していきたいと思います。

POINT✏️

- オレムの「セルフケア不足看護理論」は、セルフケア不足に焦点を当て看護を捉えようとするものである。セルフケア理論、セルフケア不足理論、看護システム理論の3つの理論からなる。
- 「セルフケア理論」は、セルフケアについての説明である。セルフケア要件には、普遍的、発達的、健康逸脱の3種類がある。
- 「セルフケア不足理論」は、いつ看護が必要になるかに関する説明で

第**7**章　オレムの看護理論 ① 基礎編

ある。セルフケア・エージェンシー＜治療的セルフケア・デマンドのときに、セルフケア不足が生じ、看護が必要となる
- 「看護システム理論」は、全代償的、一部代償的、支持・教育的システムの3つのシステムからなる。それぞれのシステムで、患者と看護師がお互いにどのように調整してセルフケアに取り組むのかを明確に示している。

引用・参考文献

1) オレム・DE. "セルフケア不足看護理論". オレム看護論：看護実践における基本概念. 第4版. 小野寺杜紀訳. 東京, 医学書院, 2005, 128-48.
2) Orem, DE. "Self－Care Deficit Nursing Theory". Nursing: Concepts of Practice. 6th ed. St.Louis, Mosby, 2001, 136-58.
3) 前掲書1). "付録B セルフケア不足看護理論開発の歴史", 449.
4) 前掲書1). "治療的セルフケア・デマンド：患者変数", 227-9.
5) 筒井真優美編著. "ドロセア E.オレム：セルフケア不足看護理論". 看護理論家の業績と理論評価. 第2版. 東京, 医学書院, 2020, 273.
6) 前掲書1). "個々人の人間的条件と看護要件", 41-2.
7) 前掲書1). "治療的セルフケア・デマンド：患者変数", 209-27.
8) 竹尾惠子監修. "セルフケア不足理論". 超入門 事例でまなぶ看護理論. 新訂版. 東京, 学研メディカル秀潤社, 2007, 100.
9) アファフ・I・メレイス. "ニーズとセルフケア". セオレティカル・ナーシング：看護理論の開発と進歩. 原著第6版. 中木高夫ほか監訳. 東京, 看護の科学社, 2021, 247-72.
10) 前掲書1). "セルフケア・エージェンシーと依存的ケア・エージェンシー", 235-66.
11) 前掲書1). "看護実践：サービス単位としての個人", 320.
12) 前掲書1). "看護実践：サービス単位としての個人", 321.
13) 前掲書1). "セルフケア・エージェンシーと依存的ケア・エージェンシー", 244.
14) 前掲書1). "セルフケア・エージェンシーと依存的ケア・エージェンシー", 253-5.

第**7**章

オレムの看護理論
セルフケア不足看護理論
②実践編

オレムの看護理論のメタパラダイム

では、オレムの看護理論のメタパラダイムについて見てみましょう。

- **人間**：自分自身や他者のために、生命や健康を維持し、発達やウェルビーイング（well-being）を達成する目的で、セルフケアの行為を絶えず遂行する存在である。普遍的・発達的・健康逸脱セルフケア要件をもち、セルフケア遂行能力が異なる個人である。
- **健康**：発達した人間の構造や身体的・精神的機能の健全性、もしくは全体性によって特徴づけられる人間の状態のことである。
- **環境**：人間の内部および外部の環境（物理・化学的、生物学的、社会・経済・文化的）条件は、セルフケア要件に影響し変化させる。
- **看護**：焦点はセルフケア不足である。看護師は全代償的、一部代償的、支持・教育的の3つのシステムを用いて、人々が自身のセルフケア・エージェンシーを高め、セルフケア要件を充足しマネジメントできるよう援助する。

オレムの看護理論と看護過程

オレムの看護理論には、看護過程が含まれています。理論のなかに看護過程を含み展開しているのは、オレムとロイの2人だけです。

オレムの看護過程は、**表**のように3つのステップからなります[1,2]。

113

一般的な看護過程と比べると、アセスメントの段階がないのではと心配になりませんか？　オレムは、「アセスメントの用語は、一般的には看護過程の最初のステップで用いられている。しかし、私は看護過程のすべてのステップでアセスメントは必要な行為であり、その事柄の正確な価値、程度、あるいは特徴を査定し、評価することを意味すると考えている」[3]と言っています。私たちも毎日の実践のなかでは、看護診断、計画立案、実施、評価のすべての段階で、変化する状況に合わせて絶えずアセスメントし、今のこの状況にあっているか、変更の必要はないかなどと考えていることに気づかされます。その意味で、アセスメントの段階をあえて設けず、すべての過程のなかにあるとする考え方には納得させられますね。オレムは、臨床の看護実践の場をよく知り、その質の向上に長年かかわり続けました。その視点が伝わってきますね。

表　オレムの看護過程と一般的な看護過程との比較 (文献1、2より作成)

オレムの看護過程	一般の看護過程
ステップ1：看護診断と看護処方 ● **看護診断**：条件づけ要因、治療的セルフケア・デマンド、セルフケア・エージェンシーに関する情報を収集する。この関係を分析しセルフケア不足があるかを判断する。 ● **看護処方**：治療的セルフケア・デマンドを充足し、セルフケア・エージェンシーの行使・開発に必要なケア・方策を特定する。	1.　アセスメント 2.　看護診断
ステップ2：看護システムのデザインと計画立案 ● 看護システムを選択し、各看護システムで、患者と看護師が互いにどのような役割を担い、治療的セルフケア・デマンドを充足し、セルフケア・エージェンシーを調整するのかについて計画を立案する。	3.　看護計画
ステップ3：看護システムの産生とコントロール ● 看護システムを看護師と患者の相互作用によって産生する。 ● 治療的セルフケア・デマンドを充足できたか、セルフケア・エージェンシーの行使・開発の調整ができたかを評価し、コントロールする。	4.　実施 5.　評価

事例にみるオレムの看護理論

さて、次の事例を、オレムの看護過程に基づいて展開してみましょう。

> **事例** 患者のAさんは、50歳代・男性。会社員（係長）。妻（50歳代）と2人暮らし。長男（20歳代）、長女（20歳代）は独立し家を離れている。慢性腎不全で、週3回の夜間透析を受けている。
>
> 透析導入期は、塩分・水分管理や食事療法は守られていたものの、最近は仕事が忙しく、生活・食事は不規則で、きちんと守られていなかったという。体調はよくない。妻には「大丈夫」と言うばかりで、「わかっているけど仕事が忙しくて守りにくい」などと愚痴をこぼすときもある。

ステップ1：看護診断・看護処方

看護診断のプロセス

オレムの定義によれば、看護診断は「看護師が、患者および患者の特性とその変化を説明する妥当性のある看護診断とするために、情報を注意深く収集し、検討し分析する意図的な過程」[3] です。

Aさんのデータベースとなる情報を条件づけ要因（発達段階、健康状態、家族システム、利用しているヘルスケアシステムなど〈**基本編 図1**〉）に基づいて収集します。次に、Aさんに看護援助が必要であるか否か、つまりセルフケアの不足があるか否かを見ていきます。このセルフケアの不足は、セルフケア・エージェンシーよりも治療的セルフケア・デマンドが大きくなっているということですね。

治療的セルフケア・デマンドでは、現在のAさんが普遍的・発達的・健康逸脱に対するセルフケア要件を満たせているかどうかをアセスメントし、満たせていない要件をすべて明らかにしていきます。具体的には、現在の発達・健康状態で充足していない、制限があるセルフケア要件は何か、新しく必要とされるセルフケア要件は何か、価値を置いているセルフケア要件は何かの視点で見ていくとよいでしょう[4]。

Aさんは、普遍的セルフケア要件では、<u>塩分・水分・食事の自己管理</u>

115

の重要性はわかっているのですが、生活全般において守れず、中2日の透析間の体重増加が8％（排泄過程）になることがありました。その理由として、週3回の夜間透析の新しい生活パターン、忙しい時期になっている職場（活動と休息）、社会的役割から同僚、部下との付き合いなどの社会的相互作用の間で、生命や自己管理を優先（生命・健康・ウェルビーイングに対する危険予防）する必要性はわかっているけれども、職場での役割にどうしても価値を置いてしまい葛藤があることなどが明らかになってきました。

　また、健康逸脱に関するセルフケア要件では、自己イメージの修正がまだできておらず、透析治療とともに生きるための具体的な学習を必要としている状況であることが明らかになりました。

Aさんに不足しているセルフケア要件の項目（下線部）

- 普遍的セルフケア要件：十分な空気・水分・食事摂取、排泄過程、活動と休息、孤独と社会相互作用、生命・機能・ウェルビーイングに対する危険予防・正常性の促進
- 健康逸脱に関するセルフケア要件：治療・リハビリテーションなどへの参加状況、不快感などへの対応、自己イメージの修正、病的な状態とともに生きるための学習

　次に、セルフケア・エージェンシーに関しては、セルフケアを遂行するための能力と限界をアセスメントすることになります。この際、「10の力（パワー）構成要素」を考慮するとよいでしょう。Aさんの場合、次のように下線の要素の能力に不足があることが明らかになりました。

Aさんに不足している10の力（パワー）構成要素（下線部）

①重要なことに注意を払う力、②体力、③身体の位置をコントロールする力、④セルフケアの枠内で考える力、⑤セルフケアへの動機づけ、⑥自ら意思決定し、実施する力、⑦情報や技能を信頼できる資源から得て

実施する力、⑧必要な技能のレパートリーを広げる力、⑨今までとこれからを関連づけて今を考える力、⑩ 生活のなかに取り込み一貫して遂行する力

　以上からセルフケア不足を示す治療的セルフケア・デマンド＞セルフケア・エージェンシーの関係にあることがわかり、看護がかかわる必要性は大きいと見ることができます。そこで、看護診断を「現在のライフスタイルと透析に伴うセルフケアを遂行する能力との差によるセルフケア不足」としました。

看護処方のプロセス[5]

　看護処方のプロセスでは、看護診断のプロセスで明らかになってきた患者のセルフケア不足の範囲や理由に基づいて、どのような看護処方（ケア方策）があるのか、どのようであれば実践できるのか、その妥当性を患者さんや家族と一緒に考えながら進めます。オレムは、看護処方をこのステップであらかじめ考え、知識として深めておくことが、実際に計画を遂行していくときの看護師と患者、家族の役割分担の基礎となると言っています[6]。

　実践できる可能性が高いケア方策をこのステップで共有することは、計画倒れに終わらず、確実に実践に移すために重要なポイントであると考えているのです。私たちも大切にしたいですね。

ステップ２：看護システムのデザインと計画立案

　看護システムのデザインでは、セルフケアの不足を補うための効果的な看護システムを選択します。このAさんの場合、**支持・教育的システム**を用います。Aさんが自分の生活に合った状態で透析を受けられるように調整し、よりよい生活を送るための知識・技術を入手し実行できる方向を目指します。

　Aさんは、看護処方のプロセスで妻と一緒に今までの日常生活を振り返り、実行可能な方策を検討した結果を生かし、計画を立案します。

ステップ3：看護システムの産生とコントロール

　ここで大切なことは、患者さんと看護師の相互作用によって計画を実施し、デザインした看護システムを実践の場で産み出すことを目指さなければならないということです。ステップ2まで進めてきたなかで、Aさん自身、退院後にセルフケア行動を実施するうえで困難なことを確認できたと思います。この困難な課題について、"今まで"と"これから"を関連づけて、目標達成に向けて、今何をすべきかを考え実行する力を身につけていくことができるよう支援します。

　Aさんの場合、退院後困難と考えていることが、中2日の透析間の体重増加を6％未満にすることです。看護師は、今まで8％になってしまった例を振り返ることと、今後体重増加を5％前後にできることを目標に水分、食塩、食事管理の具体的な案づくりを提案しました。そして、3日後本人、家族、管理栄養士、看護師で、カンファレンスを開催しました。Aさんは案づくりで生じた疑問を質問するなど積極的に参加し、具体的なアドバイスが得られ、自己管理のレパートリーも広がったということでした。また、管理栄養士から透析患者主催の教室への参加も提案されました。さまざま資源を知り、活用する機会をもつことは、患者さんにとって今後状況が変化しても対応できる情報収集力や判断力、技能を養う機会となります。このように、10の力（パワー）構成要素で不足していた能力（下線で示した内容）を向上させるきっかけをつくることは、重要な看護師の役割といえますね。

　また、これらの援助は、普遍的セルフケア要件だけではなく、健康逸脱に関するセルフケア要件の自己イメージの修正や透析治療とともに生きるための具体的な学習を充足することにもつながります。

　コントロールは、治療的セルフケア・デマンドを充足できたか、セルフケア・エージェンシーの行使・開発の調整ができたかを観察によって評価することです[7]。Aさんの場合、透析や外来の場で、評価できるようサマリーなどを用いて連携するよう計画します。

今後に向けて

　オレムの看護理論は、実際的な理論であるといわれていますが、用語が難しいと感じた人も多かったかと思います。その場合、「この部分をこのように具体的に考えれば使いやすい」などと創造的に考えることも大切です。オレム自身も、この理論を修正しながら、改訂を重ねてきました。皆さんもオレム看護理論を実際に日本の文化的背景のなかで培われてきたセルフケアと比較して相違点を明らかにし、工夫しながら臨床で使ってみてください。看護理論の活用が楽しくなること、請け合いです！

POINT

- オレムの看護過程は、看護診断と看護処方、看護システムのデザインと計画立案、看護システムの産生とコントロールの3つのステップからなる。
- 看護診断ではなぜ患者が看護ケアを必要としているかという「セルフケア不足」を判断し、実践可能なケア方策を患者や家族と検討し看護処方（ケア方策）を特定する。
- セルフケアの不足を補うために、効果的な看護システムを選択し、患者と看護師が互いの役割を担い、治療的セルフケア・デマンドを充足する行為とセルフケア・エージェンシーを調整する計画を立案し、実施する。その際、10の力（パワー）構成要素を活用すると、患者の生活のなかに取り込み遂行する力を高めることができる。

引用・参考文献

1) オレム・DE. "看護エージェンシー：看護師変数". オレム看護論：看護実践における基本概念. 第4版. 小野寺杜紀訳. 東京, 医学書院, 2005, 285-302.
2) ジュリア・B・ジョージ編. "セルフケア不足看護理論". 看護理論集：より高度な看護実践のために. 第3版. 南裕子ほか訳. 東京, 日本看護協会出版会, 2013, 119.
3) 前掲書1). "看護エージェンシー：看護師変数", 288.
4) コニー・M・デニス. "看護の過程と看護過程". オレム看護論入門：セルフケア不足看護理論へのアプローチ. 小野寺杜紀監訳. 東京, 医学書院, 1999, 107-18.
5) 前掲書1). "看護エージェンシー：看護師変数", 286-92.
6) 前掲書1). "看護エージェンシー：看護師変数", 292.
7) 前掲書1). "看護エージェンシー：看護師変数", 297-98.

第8章

トラベルビーの看護理論
人間対人間の看護
①基礎編

病気や苦難のなかに意味を見つけ出すように援助する

　トラベルビーの看護理論は「対人関係過程」に焦点を当てているので、「人間関係論」とも呼ばれています。あるいはその著書『人間対人間の看護』から、「人間対人間の看護理論」ともいいます。

　トラベルビーは看護の目的を、「病気や苦難の予防やそれに立ち向かえるように、必要なときにはいつでもそれらの体験のなかに意味を見つけ出すように援助すること」[1]とし、看護師-患者関係が人間対人間の関係となり確立することによって、看護上のニードを満たし、看護の目的も達成されるとしています。しかも、看護師にはその関係を確立し維持する責任があるといっています。

　病気や苦難は人生のなかで誰もが体験することですが、いざ病気や苦難に直面したとき、「どうして私に」と問い、その事態を受け止められず否定的な感情をもつことがしばしばみられます[2]。そして健康を回復・維持するための療養方法にも関心が向かず、それらを行うことができない状況を引き起こすことにもなります。このようなときに、看護は病気を受け入れ、病気のなかにその人なりの意味を見つけ出すように援助することが必要というのです。この援助を行うための前提として、「患者」ではなく独自性をもつかけがえのない存在である人間として、「看護師」も同様の存在として出会い、人間対人間の関係を確立していくことが必要になると考えたのです。

　このような視点は、彼女の精神科における看護師としての臨床経験と精神科看護の教育経験のなかから、患者さんに対する看護師の役割を考

120

えることに始まったのです。いつも疑問やこだわりをもち、看護実践を見つめるなかから生まれた発想が、実存主義思想（ヴィクトール・E・フランクルやロロ・メイなどによる、人生のなかで意味や価値を見出して実現していく考え方）と結びつき発展したものといえそうです。トラベルビーの理論は、私たちにあらためて人間関係を見つめ直す機会を与えてくれるすぐれた理論であると思われます。そこで、もう少し彼女の示す人間対人間の関係について掘り下げてみましょう。

4つの段階を経てラポールに達し人間対人間の関係が確立する

　トラベルビーは、人間対人間の関係は看護師とその看護を受ける人との間の一連の体験であり、次の4つの段階を経てラポールに達したときにその関係が確立すると考えます（**図1**）[3]。

　この図で見ると、人間対人間の関係の最初の段階である出会いは半円で示されていますが、看護師-患者の相互作用が信頼関係に発展するに

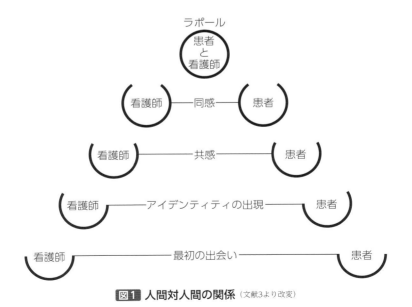

図1 人間対人間の関係 (文献3より改変)

つれて次第に円になっていきます。ラポールでは、完全な円になり、人間対人間の関係が確立することを示しています。4段階とラポールについて詳しく見てみましょう[4, 5]。

最初の出会い（the original encounter）

　看護師と患者さんがお互いに初めて出会い、知覚や言語的非言語的コミュニケーションを通して観察し第一印象をもちます。最初は、「患者」「看護師」というカテゴリーでひとつのステレオタイプな見方でお互いを捉えます。そこから、看護師が「患者」のなかに独自性を持つ「人間」を感じることができれば、人間対人間の関係が始まるといっています[6]。

アイデンティティ（同一性）の出現（emerging identities）

　看護師と患者さんが、お互いにつながりができ相手を自分とは異なる独自の人間として知覚しはじめる段階です。この段階で看護師が陥りやすい点として、「もし私があの人の立場にあるとすれば、どんな気持ちになるのか、私にはわかります」と思うことを挙げています[7]。これは、その人の独自性を理解していないことから生じています。つまり、自己の類似体験から単に自分自身の延長として見ようとしたり、自分のものさしを基準に患者を評価しようとしているのです。しかし、そうではなく、自己と分離してみることが求められます。類似点以上に相違点をもっていると考え[8]、同異をしっかり意識することが重要です。

共感（empathy）

　共感は、2人もしくはそれ以上の人たちの間に起きる体験で、ほかの個人の一時的な心理状態に入り込んで、表面的な行動を超えて内的な体験を正確に感じとることができる能力といっています[9]。相手の心理状態に入り込みますが、溺れることなく、意識的に相手と距離を保ちながら親密さを体験します。体験を共有することで、結果的に相手の行動を予測できるようにもなります。また、この能力は双方の間での体験の類似性や、他人を理解しようとする願望が根底にあって可能となるのです。

同感（sympathy）

　同感は、共感よりもさらに一歩踏み込んだ段階で、患者さんの苦悩に

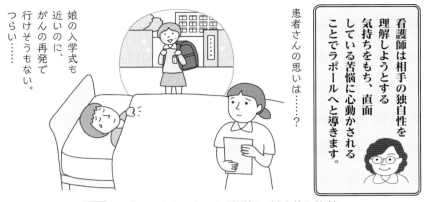

図2 ラポール確立に向けた看護師の基本的な姿勢

よって心動かされ、苦悩をやわらげたい、援助したいという衝動や願望があるときに生じるものです。看護師は患者さんの苦悩に入り込み、参加し、その苦悩をひとりで背負うことの重荷から解放するという形で行動を起こします。同感では、願うばかりではなく、いかに援助すべきかを知り、看護上のニードを満たすために必要な専門的知識と技能を用いて実践することが求められます。また、同感というケアの特質である暖かみは、言語的非言語的に繰り返し相手に伝えられます[10]。この体験を通し、患者さんは看護師を、自分を援助してくれる人として信頼するようになります。

ラポール（rapport）

　このような4段階を経て、ラポールでは看護師と患者さんの間で人間対人間の関係が確立した体験を同時にもつことになります。この体験を共有することをとおして、患者さんは苦悩のなかに意味を見つけ出し立ち向かう勇気と希望をもつことが可能になるのです。

　トラベルビーは、看護師は、相手の独自性を知覚し、それに反応して尊重することができること、直面している苦悩に心を動かされ、必要な知識と技能を十分にもって苦悩を緩和する援助を一貫して行うことによって、ラポールを確立できるといっています（図2）[11]。

❖ トラベルビーの看護理論のメタパラダイム

では、彼女の理論を構成する4つの概念について、見ていきましょう。

- **人間**：一人ひとりの人間は独自性をもつかけがえのない個人で、似ていても決して同じではありえないこの世界における一度だけの存在者である。体験する病気や苦難の体験に自身で意味を見つけ出し、その意味によってそこから起こる諸問題に立ち向かうことができる存在である[12]。
- **健康**：主観的健康状態（個人がどのように健康を自覚するか）と客観的健康状態（診療、臨床検査による測定、心理相談員などによる評価で識別できる病気、身体障害、欠陥がないこと）の2つに分けて示している。病気についても、個人が病気をどのように知覚するか、病気をいかに知覚しているのか（主観的な体験）をできるだけ患者とともに探り、現在の状態に患者が加えている意味を患者から引き出すことが重要である。その理由としては、苦しんでいる人はしばしば自分の病気や苦痛の知覚を伝えることは困難なためである[13]。
- **環境**：明確に定義していない。
- **看護**：個人、家族、地域社会が病気や苦難を体験しないように予防したり、それに立ち向かえるように助け、必要なときはいつでもそれらの体験のなかに意味を見つけ出すように援助する対人関係のプロセスである。

❖ まとめ

トラベルビーは、病気や苦難のなかに意味を見出せるように援助するという看護の目的は、人間対人間の関係を確立することによって達成されるとしています。さらに、「もし病人がこの体験のなかに意味を見出すよう

な援助を受けるならば、病気はその病人にとって自己実現の体験となりうるような生活体験である」[14] と言っています。どのようなことでしょうか。身近な例で見てみましょう。

　私自身も病気で絶望した体験をもっています。「これから先、私は生きていく意味があるのか？」や「第一、この状態で私は生きられるのだろうか？」など、限りなく落ちこんでしまったのです。しかし、やがて病気の予後が見えるようになると私の人生における病気体験そのものの意味を見い出し、位置づけ、勇気をもって病気に立ち向かい社会復帰するといった過程がありました。そのとき、私をそのように仕向けてくれた人、それは看護師でした。まさに「最初の出会い」から「同一性の出現」、「共感」から「同感」の段階を経て「人間対人間の関係（ラポール）」を築き上げ、患者であった私を立ち直らせた（目標の達成）のでした。

　このような体験をさせてくれた看護師は、多くはありませんでした。しかし、たった一人であってもそうした看護師と出会えた人は幸せです。なぜなら、病気体験は不幸な出来事だけではないということを知り、病気や障害をもちながらも苦難に立ち向かい乗り越える力を得て、人生における病気や障害の意味を知り、生きていく力となるからです。不思議なことにこの力は、そこからの人生に立ち向かう勇気と元気を与えてくれ、一層意味ある人生を送ることにつながるのです。仮に病気をしたことがなく元気そのものの人生であれば味わうことさえできなかった出来事、ともいえそうです。まさに病気が自己実現の体験となりうること（下線で示した内容）が、私の身にも起こったといえるでしょう。

　こうした体験は、大小の差はあっても多くの人が一度は身に覚えがあることではないでしょうか？

　さて次節では、この看護理論を用いて人間対人間の関係に至るプロセスを具体的な事例でみてみましょう。

第8章　トラベルビーの看護理論 ① 基礎編

POINT✐

- 人間は独自性をもつかけがえのない存在である。
- 看護師とその看護を受ける人との関係は、最初の出会い、アイデンティティ（同一性）の出現、共感、同感の段階を経て、ラポールに達し、人間対人間の関係が確立する。
- 看護は、病気や苦難の予防やそれに立ち向かえるように、必要なときにはいつでもそれらの体験のなかに意味を見つけ出すように援助する対人関係のプロセスである。

引用・参考文献

1) トラベルビー・J. "看護の本質". 人間対人間の看護. 長谷川浩ほか訳. 東京, 医学書院, 1974, 3.
2) 前掲書1). "苦難という概念", 94.
3) トメイ・AMほか. "ジョイス・トラベルビー". 看護理論家とその業績. 第3版. 都留伸子監訳. 東京, 医学書院, 2004, 429.
4) 松木光子ほか編著. "看護の枠組みと方向性を導く主な理論". 看護理論：理論と実践のリンケージ. 東京, ヌーヴェルヒロカワ, 2006, 27-38.
5) 遠藤淑美. "トラベルビー：人間対人間の関係に着目した看護理論". 看護理論の活用：看護実践の問題解決のために. 正木治恵ほか編. 東京, 医歯薬出版, 2012, 61-72.
6) 前掲書1). "人間対人間の関係", 194.
7) 前掲書1). "人間対人間の関係", 196.
8) 前掲書1). "人間という概念", 39.
9) 前掲書1). "人間対人間の関係", 200.
10) 前掲書1). "人間対人間の関係", 211.
11) 前掲書1). "人間対人間の関係", 231-2.
12) 前掲書1). "看護介入：看護の機能の遂行", 234.
13) 前掲書1). "病気という概念", 69-86.
14) 前掲書1). "看護の本質", 14.

第**8**章

トラベルビーの看護理論
人間対人間の看護
②実践編

🔰 事例に見るトラベルビーの看護理論

　トラベルビーの看護理論は、どちらかといえば身体よりも精神・心理面に焦点を当てたもので、実体をつかみにくいと思うかもしれません。

　しかし、私などは、看護を人間関係の切り口で解説できる点で親しみを感じさせてくれる理論のように思うのです。さあ、彼女の看護理論を事例で検討していきましょう！

事例　患者のAさんは、50歳代後半・男性。2型糖尿病。会社員、単身赴任2年目。家族構成は、妻（50歳代、専業主婦）、長男（20歳代、会社員）、長女（20歳代、大学生）。糖尿病。身長170cm、体重80kg、タバコ（20本/日）、飲酒を好む。

　現在まで、内服と食事療法、および運動療法を続けながら、外来通院治療を受けている（1回/月）。血糖値は100〜130mg/dL、HbA1c 6〜7%台でコントロールされ安定していたが、12月に入り仕事が忙しくなり、接待の機会が多くなった。飲酒の機会も増えたことから、血糖値320mg/dL（空腹時）、HbA1c 10.2%となり、血糖のコントロール目的の教育入院（2週間の予定）となった。

　看護師Bは、Aさんについて「食事療法が守れず、運動療法にも積極的ではない人」という印象をもっていました。また、このところ、Aさんがよく一人で談話室に行っていることを目にしていました。

　そのようななか、看護師BはAさんが隠れるように何かを食べていると思われる場面を目撃しました。看護師BがAさんに声をかけると、慌てて飲み込んだように見えたそうです。そのときの会話は、次のような

127

ものだったそうです。

〈場面〉病棟の談話室前（入院3日目15：30）

看護師B：「Aさん、何を食べていたんですか？」

　Aさん：「何も食べていませんよ！」と強い口調で答えた。

看護師B：「Aさんは食事 1,200kcalで、血糖コントロールのために入院
　　　　　しているんでしょ。一体何を考えているのですか？ きちんと
　　　　　守っていただかないと困ります！」

　Aさん：「あなた方は何もわかっていない！ あれもダメ、これもダメ
　　　　　と言うだけです。そんな程度のことは私も十分知っていま
　　　　　す！ 知っていてもできなくてつらい思いをしているんだ。そ
　　　　　んなわかりきったことばかり聞きたくない！ 単身赴任で自分
　　　　　で調理が思うようにいかないのでつらいんだ。自分なりに一
　　　　　生懸命やってきても、失敗することもあるんだ。わかってい
　　　　　てもできない場合、どうすればいいのか。私に合わせた方法
　　　　　を教えたらどうなんだ！」と一気に話し怒り出した。

看護師B：「でも……」

　看護師と患者さんが人間対人間の関係を構築するまでに、「最初の出
会い」「アイデンティティ（同一性）の出現」「共感」「同感」という4段
階がありました。以下では、そのプロセスから本事例を見てみましょう。

最初の出会い

　看護師Bは、Aさんに先入観をもっています。前回の入院時のイメー
ジが先立ち、糖尿病であるにもかかわらず、食事療法と運動療法が守れ
ないわがままな人であると思っていました。

　このAさんと看護師Bが談話室で最初に出会ったのは、"最悪の事態"
ともいえる「何かを食べていたらしい」場面です。そのため、いきなり
看護師BはAさんに、激しい言葉を浴びせています。

　これでは、患者さんの言葉や態度に耳を傾け、観察するなど考えても

いない様子ですね。Aさんの言い分を聞く機会さえもたず、行為そのものを責めています。しかも、本当に何かほかの食品を食べたのかさえも確認してはいません。この行動は看護師BのAさんに対してもつ先入観と結びついて確信に近いものとなり、それを前提に起きたものと思われます。一方、Aさんは悪いとは思いながらも空腹に耐えかねて、何かを食べていたのかもしれません。それが突然に看護師Bに見つかり、頭ごなしに叱られたことが引き金となり、日頃から不満に思っていた本音を激しく吐露したことになります。

　人間関係は片方が快く思っていない場合、相手方も快く思っていないというのが一般的なことではないでしょうか。したがって、Aさんと看護師Bも人間対人間の関係に至る初めの段階から、出会うことさえできずにいたことがわかります（図）。

　この場合、看護師は一生続く糖尿病とのつき合い、つまり患者さんの苦悩を何とか越えていけるように食事療法の苦しさのなかに意味を見出していけるように援助する必要があります。では、その後の取り組みを見てみましょう。

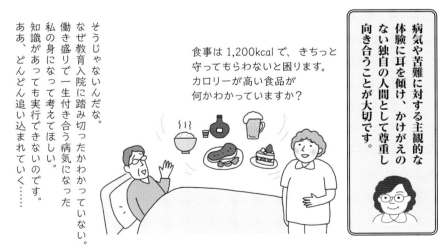

図 人間と人間として最初の出会いができていない場面

ラポールへ向かうためのその後の歩み

　最初の出会いの〈場面〉では、看護師BはAさんを入院しても食事療法が守れない「患者」と見なし、Aさんは看護師Bを知識不足の指摘を中心に教育にあたる「看護師」というステレオタイプで互いに相手を捉え、独自性をもつ人間として出会えていなかったのです。大切なのは、Aさんに対して抱いていた先入観を可能な限り小さくすることでした。なぜなら先入観は、観察する目をゆがめ、関係構築に大きな障害となるからです。

　看護師Bは、Aさんの怒りの言動から、病気を抱えて毎日闘病生活を送ることをどう受け止めているかという主観的な体験に目を向けられていなかったことを深く反省しました。そして、この場面をとおして、ようやく自分とは異なる独自の人間として知覚しはじめる、同一化の段階に立っていることに気づきました。ここから、関係の再構築に向けた取り組みを始めることができるのです。

　まず看護師Bは、Aさんに何もわかっていなかったこと、失礼な態度をとったことを詫びました。一方、Aさんも感情をコントロールできず申し訳なかったという気持ちを看護師に伝えました。そして、看護師Bは、Aさんの思いに耳を傾ける機会をあらためて設定しました。そこでは、単身赴任で食事療法もままならないなかでも一生懸命に努力していたこと、仕事が多忙となり入院となったことを情けないと思っていること、家族のことも気になるので健康を考えて入院を決意したこと、今後については三大合併症が大変心配で、定年までの生活設計を早期退職も含めて妻と一緒に見直していることなど、主観的な体験をさまざまな角度から語られました。このプロセスをとおして、表面的な行動を超えてその人の内的な体験を正確に感じ取り共有できるという共感の段階に進みました。

　さらに、何とかしたいと思って苦悩しているAさんがもつ具体的な看護上のニードに応えて、苦悩を緩和したいという切望に変わり、同感の段階へ進み、急展開でラポールへ向かって走りだしました。看護師Bは、

明らかになったAさんの生活するうえでの一つひとつの重荷を軽減するために、専門的な知識と技術を用いて最大限の効果が得られるように創意工夫することに取り組みました。例えば、管理栄養士と連携を取り現実に即した献立のレパートリーを増やすための方法を考えたり、合併症の予防のための知識と実践できるためのポイントを明確にしたりしました。

このようなかかわりを繰り返すなかで、信頼を超えた信任※が生まれ、ラポールに達し人間対人間の関係が確立した体験をAさんとともにもつことができました。看護師Bは、出会いの段階での先入観によるゆがみを内省し、その人の独自性を知覚し尊重してさまざまな援助を行い、ラポールに至る関係を確立することに取り組みました。このように理解すると、看護師Bはマイナスの状態から人間対人間の関係を確立し、維持するという看護師に求められる責任を果たしたといえるのではないでしょうか。

今後に向けて

トラベルビーの看護理論について述べてきましたが、臨床の場で活用できそうでしょうか? トラベルビーは、病気や苦難の体験のなかで打ちひしがれている人が意味を見つけ出し立ち向かえるように援助することは、看護師にとってもっとも困難な職務であるとともに、理解・判断・機転・技能・勇気などが求められるもっとも時間を要する骨の折れる職務であるが、やりがいがあるものだといっています[2]。ことあるごとに人間対人間の関係の視点から内省し、この奥が深い専門職としての看護師の歩みを前に進めていきたいですね。トラベルビーの理論をより理解するためには、彼女に影響を与えたアイダ・J・オーランド[3]をはじめ、ヴィクトール・E・フランクル[4]などの著書も読むことをお勧めします。

※信任:個人的なものに強く影響を受けるのではなく、体験と証拠に基づいた他人に対する安全感で、一人の人とともにいる安心感、構えのない気楽さを伴う[1]。

POINT🖊

- 看護師-患者関係においては、最初の出会いが大切である。
- 最初の出会いがうまくいかないことがあっても内省し、各段階を意識して相互関係を前へ進めることで、ラポールに至ることができる。
- 看護師には、ラポールに至り人間対人間の関係を確立するために、相手の独自性を知覚しそれに応え尊重すること、相手が今体験している苦悩に心動かされ必要な知識と技能を十分にもって苦悩を緩和する援助を一貫して行うことが求められる。

引用・参考文献

1) トラベルビー・J. "人間対人間の関係". 人間対人間の看護. 長谷川浩ほか訳. 東京, 医学書院, 1974, 228-9.
2) 前掲書1). "看護介入：看護の機能の遂行", 244.
3) アイダ・J・オーランド. 看護の探究：ダイナミックな人間関係をもとにした方法. 稲田八重子訳, 東京, メヂカルフレンド社, 1964.
4) ヴィクトール・E・フランクル. 夜と霧. 新版. 池田香代子訳. 東京, みすず書房, 2002.

第9章

ロイの看護理論
適応モデル
①基礎編

「適応」とは？

　シスター・カリスタ・ロイの看護理論は、「適応モデル」とも呼ばれています。では、適応とはどのようなことでしょうか？ 授業で学生に問いかけますと、受け入れる、合わせるなどの「受け身的なイメージ」で捉えていることが多いです。「適応」を広辞苑で引くと、「①その状況によくかなうこと、ふさわしいこと、あてはまること、②生物の形態・習性などの形質が、その環境で生活・繁殖するのに適合していること、あるいはそう判断できること」と書かれています。

　では、ロイはどのように捉えているのでしょうか？ ロイの看護理論を理解するために、もう少し詳しく見てみましょう。

　すべての生物は、取り巻く環境とかかわりながら生きています。人間も生物の一種ですから、あらゆる外的条件の変化に対応しながら生きているわけです。人間自身を取り巻く環境から受ける「刺激」が、すでに体験し学習できているものであれば大きな問題はないのですが、ある範囲を超えたものである場合、この新しい刺激を受けとめなければなりません。ましてや、その刺激が続くと、従来の学習してきた反応だけでは対応できなくなり、人間全体としてのバランスがとれなくなって、ストレスが生じるわけです。

　しかし、人間にはそのバランスを取り戻そうとする力が備わっています。そして、再度、新しい環境からの刺激にも対応していこうとします。この機転が、「適応」といわれるものです。人間は、生物的・社会的環境条件の変化によって新しいことに出会った場合、刺激として受け

133

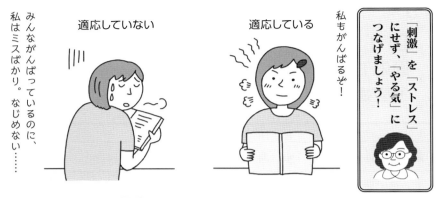

図1 看護師に見られる適応の違い（例）

止め、それをコントロールしながら生きていく存在であるというわけです。つまり、適応とは、日本語での受け身的なイメージではなく、環境の変化に肯定的に応えるプロセスである、とまとめることができます。

しかし、新しい事態に出会ったとき、だれもが同様の行動をとるとは限りません。人間は、生物的・社会的条件や、性格あるいは今まで培ってきた経験などその人のもつそのときの対処能力によって一人ひとり異なる適応行動を示します。したがって、適応行動といっても積極的な適応を示す人もいれば、何とかもがきながら適応を維持している人もいます。逆に、適応が困難という場合もあるわけです（図1）。このそれぞれの対処能力は、適応行動に影響を及ぼすので、特に考慮する必要があると考えています。

人間を環境と相互作用する適応システムと捉える

ロイの看護理論の中核となる考え方は、人間を適応システムと捉えたことです。この理論は、ハリー・ヘルソンの「適応レベル理論」とルートヴィヒ・フォン・ベルタランフィによる「一般システム理論」を基礎としながら、それらを統合し発展させたものといえます。「適応」に着

目した背景には、ロイ自身が小児科での臨床経験のなかで小児のもつ適応能力や回復力を実際に見ていたことが挙げられます。また、「システム」については、大学院の指導教官であったドロシー・ジョンソンが一般システム論に基づいた考え方をもっていたことから、その影響を受けました。

では、適応システムとしての人間[1]について、まず見てみましょう。

ロイは人間を環境と相互作用をもつ全体的適応システムであると捉えています（図2）[2]。つまり、適応を維持・促進するという目標のために、一つの全体としてまとまりをもち機能するシステムと見なします。このシステムは開放システムとして捉えられており、「入力」「コーピングプロセス」「出力」「フィードバック」の4つのプロセスをもっています。このプロセスを詳しく見ると、次のようになります。

入力（インプット）

人々や集団を取り巻く環境が、「刺激」として入力されます。ロイは、この刺激を3つに分類しています（後述）。

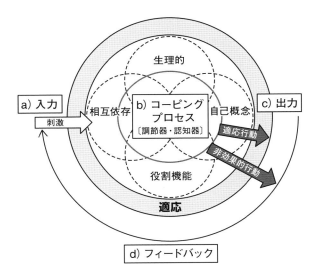

図2　「適応システム」としての人間 (文献2より改変)

コーピングプロセス（コントロール過程）

　内的・外的な環境からの刺激が、システム機能の中心であるコーピングプロセスを活性化させ、刺激による変化をコントロールしようとします。ロイはこのコーピングプロセスを、環境の変化に反応し、環境に影響を与える相互作用として定義し、調節器と認知器の2つのサブシステムに分類しています[3]。その特徴を見てみましょう。

- **調節器**：刺激に対して内分泌系や神経・化学系の経路を通じて、自動的に無意識的にしかも急速に反応するプロセス。先天的に備えられている調節機能。

　　例）　風邪のときに体温中枢がウイルスの刺激を感知し、骨格筋、皮膚、血管、汗腺などが応答して、ふるえや立毛という生理的変化を起こし、コントロールする。

- **認知器**：受けた刺激を認知し、情報処理を行い、それに伴う感情を含めて判断し反応するプロセス。これまでの学習や経験によって後天的に獲得されたもの。

　　例）　のどが痛いと認知し、風邪だと試合を控えたラクロス同好会のみんなに迷惑がかかるなと判断し、過去の経験からネギ入りのスープをつくり、早く寝るなどの一連の行動をとる。

　これらのコーピングプロセスは、身体の内部で行われているため、外部からは直接観察できません。そこでロイは質的研究を行い、刺激によって生じた患者さんの行動を分析し、次の4つの適応様式を導き出しました。この4つの適応様式によって、適応状態を観察します。

- **生理的様式**：身体的側面にかかわる生理的行動で、基本的ニードと複合的過程からなる。
- **自己概念様式**：自分自身の見方にかかわる行動で、身体的自己と人格的自己からなる。

- **役割機能様式**：担っている役割に現れる行動で、役割と役割行動（どう果たし受け止めているか）からなる。
- **相互依存様式**：親密な関係にあるほかの人との人間関係に現れる行動で、重要他者とサポートシステムに関するもの。

　この4つの適応様式は、 **図2** のように4つの円が重なりあったものとして描かれています。これは、1つの様式はほかの3つの様式と重なっており、相互関係があることを示しています。例えば、〈実践編〉の事例では、生理的様式での胃潰瘍の手術は、自己概念や役割機能、相互依存様式が、相互に影響を及ぼし合っています。したがってこの4つの様式を別々に部分として見るのではなく、それらがどのように関連し合い、全体としてどのように反応しているのかを見る必要があります。

　ロイは、「何回も述べているように個人や集団は丸ごと全体としてみるべきものであり、部分に細分化してはならないということを看護師は心にとどめておくべき」[2]であるとし、これが適応システムとしての人間の全体性という特性であるといっています。まだまだすっきりと理解するのは難しいと思いますが、適応を促進していく看護においては患者さんを丸ごと全体として捉えることが重要なポイントになります。

出力（アウトプット）

　コーピングプロセスを働かせコントロールした結果、アウトプット（出力）として、適応行動、非効果的行動が現れます。

フィードバック

　出力した反応の一部はフィードバックされ、刺激として作用し、入力から出力のプロセスを繰り返します。

環境からの3つの刺激と適応レベルに注目する

　ここでは、適応システムとして人間を捉えるときに重要なポイントとして、環境から入力される3つの刺激と適応レベル[4, 5]について詳しく

説明します。ロイは、ヘルソンの適応モデル理論から刺激を再定義し、次の3つに分類しました。

- **焦点刺激**：その人が最も直接的に直面している内的・外的刺激。
- **関連刺激**：その状況に存在する焦点刺激に影響を及ぼすすべての刺激。
- **残存刺激**：現在の状況では、その影響が不明確なもの。

　「刺激」を3つに分けて捉えようとすると、私たちの苦手意識がますます増幅してしまうかもしれません。しかし、臨床現場では状況が絶え間なく変化するので、あらゆる刺激を考えておくことで、変化に素早く対応でき、予測した看護につながるというのです。ロイは面が変わっても像を結ぶ万華鏡にたとえ、変化を予測し準備することの重要性を私たちに教えてくれます。

　さらに、一定量の刺激がたまってくると、内的刺激である適応レベルがつくられます。この適応レベルは、人間の生命・生活過程の状況を表わすもので、次の3つに分類されます。

- **統合**：人間としてのニーズを満たすために、生命・生活過程の構造と機能が全体として働いている状態。
- **代償**：生命・生活過程の統合に向けて調節器と認知器の働きが活性化している状態。
- **障害**：生命・生活過程の不十分な統合と代償によって、適応上の問題がある状態。

　前述の新しい事態に出会ったときや同じ刺激に異なる適応行動をとる例は、この適応レベルの違いによるものです。生物的・社会的条件や過去の経験で培われてきたその人のもつ対処能力によって、適応レベルは影響を受け変動します。

　看護師は、その人の適応レベルに応じて、その時々に統合を促す肯定

的な適応行動を引き出し、統合を妨げる非効果的行動を変化させることによって、適応を促進し、生命・生活過程を整えるという役割を担います。

4つの適応様式を用いて人間を丸ごと捉える

次に、4つの適応様式[6, 7] についてあらためて説明します。4つの適応様式を用いて、適応システムとしての人間の全体性をどのように捉えていくのか、その視点を具体的に見てみましょう。これはアセスメントの枠組みとしても重要です。

生理的様式

環境からの刺激に対する身体的側面にかかわる行動で、細胞、組織、器官など人体を構成しているものの生理的な反応を示したものです。この様式は5つの基本的ニード（酸素化、栄養、排泄、活動と休息、防御）と4つの複合的過程（感覚、水・電解質・酸塩基平衡、神経機能、内分泌機能）で構成されています（**表1**）。

複合的過程は、各器官を調節したり、統合して協働させたりする機能をもちます。これは、ロイ特有の視点で人間と環境が相互作用して全体として適応していくためには欠かせないものです。また、ロイの看護理

表1 生理的様式

基本的ニード	● **酸素化**：酸素需要と換気にかかわる呼吸機能、ガス交換とガス運搬にかかわる心機能 ● **栄養**：食物の摂取・吸収、代謝 ● **排泄**：腸と腎臓を通じての代謝産物の排出 ● **活動と休息**：活動と睡眠のバランス ● **防御**：非特異的防衛過程 (皮膚や粘液のバリアなど)、特異的防衛過程 (免疫機能)
複合的過程	● **感覚**：感覚器 (視覚、聴覚、触覚、味覚、嗅覚) の働きと痛みなどの感覚の障害 ● **水・電解質・酸塩基平衡**：体液・電解質の異常 ● **神経機能**：意識レベル、認知機能、運動機能、反射機能 ● **内分泌機能**：ホルモンの分泌低下、過剰、バランス失調

表2 自己概念様式

身体的自己	● 身体感覚：当面の体調をどう感じているか ● ボディイメージ：自分の身体（病気・手術・出産など）にどのようなイメージを抱いているか
個人的自己	● 自己一貫性：自分らしいというイメージ(性格や振る舞いなど) ● 自己理想：こうありたい自分・目標 ● 道徳的・倫理的・霊的自己：自分の価値観や善悪に対する基準からの逸脱の程度と評価

論が臨床で使いやすいといわれるのは、痛みや認知機能など、すべての基本的ニードに影響する内容をまとめて、その項目でアセスメントすることができるからと思われます。

自己概念様式

　精神的霊的統合のニードで、自己概念は「ある時点における自分自身に抱いている感情や信念の合成されたもの」です。身体的自己（身体感覚、ボディイメージ）と個人的自己（自己一貫性、自己理想、道徳的・倫理的・霊的自己）の2つの構成要素からなります（**表2**）。人は統合感（sense of unity）をもち、自分らしさや価値観を失わず、「こうありたい」と描く自分であり続けたいと願います。ボディイメージなどの身体的自己には皆さんもなじみがあると思いますが、このようなことが個人的（人格的ともいう）自己として考えられると思います。

役割機能様式

　社会的統合のニードで、その人が社会のなかで果たす役割のことです。他者との関係において、自分がどのような存在であるのかを知り、他者からの役割期待にどのように応える行動をするかが焦点となります。**表3**のように分類される役割を、人はセットとしていくつももっているというのです。また、それらの役割をどう果たしているか（道具的行動）と、どう受け止めているか（表出的行動）にも着目しています。この2つの行動にギャップがあるとそれがストレスになりやすいといわれています。

表3 役割機能様式

役割 の分類	● **1次的役割**：年齢や性別、発達段階によって決定される役割 ● **2次的役割**：発達段階と1次的役割に伴う課題を達成するための役割 （家庭内での妻・母親などの役割や職業などでの地位） ● **3次的役割**：一時的で自由に選択できる役割(趣味・サークルなども含む)
役割行動 の分類	● **道具的行動**：ある役割を成し遂げる目標を達成するためにとられる具体的な身体的行動 ● **表出的行動**：役割や役割遂行について抱いている感情・態度などの情緒的行動

表4 相互依存様式

● **重要他者**：その人にとって最も大きな意味をもつ重要な人
● **サポートシステム**：愛情と発達の充足を達成するために、その人がかかわりをもつ個人・集団・組織
● それぞれの関係における受容的行動(愛や尊敬、価値を受ける行動)と貢献的行動(与える行動)
● 受動的行動と貢献的行動のバランスの変化とその反応

相互依存様式

　関係性の統合のニードといわれ、人と人との親密な関係で、重要他者とサポートシステムに関するものです。それぞれの関係における受容的行動（愛や尊敬、価値を受ける行動）と貢献的行動（与える行動）、およびそのバランスやその変化に伴う反応が重要になります（**表4**）。例えば、それまで会社でも家のなかでも相談に乗ったり、指示したりする立場にあった人が、病気になり逆の立場になると、自分らしいというイメージ（個人的自己）に大きく影響することは、臨床でよく見られるのではないでしょうか。

　上記の4つの適応様式において、それぞれの様式はお互いの刺激として影響を及ぼし合い、関連しながら、全体として反応しています。その人全体を丸ごと捉えるためには、自己概念様式の個人的自己やその人が担ってきた役割、重要他者との関係、また特定の状況や体験について、その人がどのような意味づけをしているのかなどを引き出す必要があり

第**9**章 ロイの看護理論 ①基礎編

ます。

　ロイは、患者さんが私たちに説明することをきっかけとして、患者さん自身で自分のものの見方や価値観に気づき、自分の言葉で語ることができるようになる必要があるといいます。ロイはそのためのコミュニケーションを「デリケートなコミュニケーション」と呼んでいます[8]。患者さんは「デリケートなコミュニケーション」をとることで、自分自身の見方に気づき、意識的にその状況にかかわることで、適応に向けて何をすべきかについて意思決定をできるようにもなります。私たちは、4つの様式を用いて情報収集する意味を理解したうえで、適応に向けた患者さんの意思決定を引き出すコミュニケーションを磨く必要があるのです。

　なお、ロイは適応を再定義し、「個人としてまた集団としてものを考え、感じている人間が、人間と環境との統合をつくり出すために意識的な自覚（conscious　awareness）と選択を用いるプロセスとその成果」[9]としています。したがって、適応には置かれた状況に意識的な自覚をもってかかわり、何をすべきかを選択し意思決定するプロセスが最も重要ということでしょう。皆さんは困難な状況にぶつかったときにどのような対処をしていますか。

まとめ

　ロイの看護理論の用語は難しいように感じられるかもしれませんが、理論の仕組み自体はシンプルだと思いませんか？　人間に対する見方がその後の看護の方向を決めていくということですね。ロイは、看護理論のなかに看護過程を含めています。全体的な適応システムとしての人間を鍵に、どのように看護過程を展開していくことになるのでしょうか。ロイの理論を臨床で活かすための具体的な方法については、〈実践編〉で学んでいきましょう。

POINT✎

- ロイの看護理論の焦点は適応であり、環境と常に相互作用している全体的な「適応システムとしての人間」が中核となる考え方である。
- 適応は、「個人としてまた集団としてものを考え、感じている人間が人間と環境との統合をつくりだすために意識的な自覚と選択を用いるプロセスとその成果」である。
- 適応システムは開放システムであり、「入力」「コーピングプロセス」「出力」「フィードバック」の4つのプロセスをもつ。
- 環境から入力される刺激は、焦点刺激、関連刺激、残存刺激の3つに分類される。3つの刺激を把握することで予測した看護ができるようになる。
- 4つの適応様式（生理的、自己概念、役割機能、相互依存）を用いることによって人間を丸ごと全体として捉えることができる。
- 看護師の役割は、人間の生命・生活過程の状況を表す適応レベルに応じて、統合を促す肯定的な適応行動を引き出し、統合を妨げる非効果的行動を変化させることによって適応を促進し、生命・生活過程を整えることである。

引用・参考文献

1) ロイ・SC. "ロイ適応モデルの構成要素". ザ・ロイ適応看護モデル. 第2版. 松木光子監訳. 東京, 医学書院, 2010. 40-3.
2) 前掲書1). "ロイ適応モデルの構成要素", 57.
3) 前掲書1). "ロイ適応モデルの構成要素", 51-4.
4) 前掲書1). "ロイ適応モデルの構成要素", 43-8.
5) 筒井真優美編著. "シスター・カリスタ・ロイ：人と環境の統合を創る能力（適応）". 看護理論家の業績と理論評価. 第2版. 東京, 医学書院, 2020, 314-36.
6) 前掲書1). "適応様式の概要", 105-31.
7) 樋口京子. "シスター・カリスタ・ロイ：適応モデル". 新訂版 実践に生かす介護理論19. 第2版. 城ヶ端初子編. 東京, サイオ出版, 2018, 137-56.
8) 前掲書1). "個人の適応様式", 426.
9) 前掲書1). "ロイ適応レベルの構成要素", 34

第**9**章

ロイの看護理論
適応モデル
②実践編

❖ ロイの看護理論のメタパラダイム

　あらためて、ロイの4つの概念（人間、健康、環境、看護）について、適応看護モデルの第3版[1, 2]では、次のように定義されています。

- **人間**：4つの適応様式への適応を維持するために活動する調節器・認知器システムをもつ適応システム。また、ある目的のために統一体として機能する存在である。
- **健康**：人と環境の相互性を反映する、統合された全体としての人間であり、またそうなるプロセス。
- **環境**：個人あるいは集団の発達や行動を取り囲み、影響を及ぼすあらゆる条件、状況および影響力のこと。焦点刺激、関連刺激、残存刺激を含む人間と地球資源の相互関係を特に考慮する。
- **看護**：個人あるいは集団の適応能力に影響を与える行動と要因(刺激)を評価し、環境との相互作用を強化するために介入することによって、4つの適応様式における適応を促進することであり、それによって人間の健康、生活の質、尊厳ある死に貢献する。

❖ ロイの看護理論と看護過程

　ロイは看護過程の重要性を強調し、理論と実践を直結できるように、その方法論である看護過程を明確に理論のなかに含めています。前節で

見たロイの看護理論の中核になる考え方が、実践に活かせるように看護過程のそれぞれのプロセスのなかではっきりと説明されています。

　看護の目標である適応を促進するために、看護過程のプロセスを「行動のアセスメント」「刺激のアセスメント」「看護診断」「目標の設定」「介入」「評価」までの6段階としました。その6段階と主な内容を **表1**[3)]

表1 ロイの適応看護理論による看護過程（文献3より作成）

看護過程のプロセス		内容
第1段階	行動のアセスメント	健康状態の変化に対する適応状況を示す行動に焦点を当て、「生理的様式」「自己概念様式」「役割機能様式」「相互依存様式」からなる4つの適応様式に沿ってデータを収集する。その人自身が適応行動と思っているかどうかについても情報を収集する。それらの情報をもとに、その人の行動が「適応行動」なのか、あるいは「非効果的行動」なのかを一時的なものとして仮の判断をし、その根拠も記述する。
第2段階	刺激のアセスメント	第1段階で明らかになった行動に影響を与えている刺激を抽出する。看護診断に向けて、非効果的行動への影響度を考え、刺激を「焦点刺激」「関連刺激」「残存刺激」に分類する。現在の非効果的行動に対する刺激だけではなく、今後非効果的行動に移行する可能性がある行動や健康を維持・増進するために必要な適応行動に対する刺激も抽出する。
第3段階	看護診断	看護診断は、適応状態を伝える記述をもたらす判断のプロセスである。アセスメントの結論として、第1段階のアセスメントで特定した行動と、第2段階でアセスメントした行動に関連性の高い刺激とを合わせて記述する。
第4段階	目標の設定	目標の設定は、適応を促進するための看護ケアにより達成される行動上の成果を明確に記述する。目標の記述には、時間枠と観察すべき行動だけではなく、期待される変化（観察や測定、主観的な言動などによって確認される）が含まれる。
第5段階	介入（ケアの選択と実施）	適応を促進するために、看護ケアを選択し実施する。ケアの内容としては、焦点刺激、関連刺激をマネジメント（変化させる、強化する、減少させる、除去する、維持するなど）し、刺激に対処する能力を高めることによって目標を達成する確率が高くなるものを選択する。
第6段階	評価	計画し実践した看護ケアの有効性を判断する。第4段階で設定した目標が達成されたか否かを判断するため、介入後の行動をアセスメントする。非効果的行動が続いている場合は、再アセスメントを行い、計画を変更する。

にまとめました。ロイの看護過程が一般の看護過程と異なる点は、アセスメントを行動と刺激に分けているところです。

事例に見るロイの看護理論

では、事例を見ながら、具体的に看護過程をたどってみましょう。

患者のAさんは、20歳代・女性。5年前、両親に反対された結婚をきっかけに上京。3歳の男児の母親である。夫は2年前、会社の倒産で失業中。その頃から酒を飲み、暴力を振るうようになった。この状況に耐えかね、2ヵ月前に子どもを連れて家を出て、夫とは別居中。

現在、スーパーマーケットで働き生計を立てているが、結婚以来初めての仕事で慣れない生活を続けていた。仕事中子どもは近くに住む友人に預けている。生活は苦しい。

大量吐血で救急車で来院し、胃潰瘍と診断される。不穏状態、血圧140/100mmHg、脈拍100〜110/分、呼吸40/分、「家族にも夫にも知らせないで！」と言い続け、子どものことを気づかっている様子であった。付き添ってきたスーパーの従業員の話では、1ヵ月前より胃の不調を訴えていたが、入院すれば子どもの面倒が見られないので受診できないと言っていたそうである。来院後30分が経過したところで、血圧 80mmHg、意識混濁、ショック状態を起こし、緊急手術の適応となった。3日後全身状態が安定し、退院へ向けてのアプローチが開始されることになった。

第1段階：行動のアセスメント

まず、4つの適応様式を用いて、Aさんの行動（反応）をアセスメントします。**表2**の「行動のデータ」と「適応行動か非効果的行動かの判断」の欄に整理します。「行動のデータ」の欄には、情報を整理し、適応状態を示す手がかり（cues）となると考えた情報に下線をつけています。「適応行動か非効果的行動かの判断」の欄には、判断した根拠と、それらをもとに考えられる仮の適応問題について記述します。

生理的様式

行動のデータを整理した結果、栄養と休息に非効果的行動があると判

表2 ロイの看護理論を用いた看護過程の展開例：行動のアセスメント

適応様式		行動のアセスメント	
		行動のデータ（下線：気がかりな情報）	適応行動／非効果的行動の判断
生理的様式	酸素化	呼吸数18回/分。SpO$_2$ 96% 咳嗽なし。RBC 310×10^4/μL。	●栄養と休息に非効果的行動がある。
	栄養	不規則な食生活が見られる。朝は時間がないので子どもと食べさせて、自分はパンと牛乳のみをとっている。昼は、時間が不規則。14時前後に睡眠が入っている。夜も自分でつくらず、スーパーで購入している。	●今までの生活において、栄養では子ども中心の生活に慣れない仕事などの役割変動による不規則な食生活が見られる。●夜食ではストレスによる心の平穏や睡眠がとれていない状況である。
	排泄	排便1〜2回/日。タール便なし。	●これらが胃潰瘍を発生させた主要因と考えられ、非効果的行動がある。
	運動と休息	新しい生活でのストレスが多く、休息がほとんど取れていない状況であった。睡眠は熟睡できず、合計5時間程度。	●適応問題は、[非効果的健康自主管理*]である。
	防御	CRP 0.2mg/dL、WBC 6,200/μL。	●適応行動がある。
	感覚	手術創が[体動時に痛い]という程度。	●今後も同じような生活に戻ると、胃潰瘍が再発する可能性が高いと考えられる。
	内分泌	今月は月経なし。	
自己概念様式	身体的自己	・1ヵ月前から胃の調子は悪かった。・2ヵ月で体重が4kg減り、やつれ、[自分でないみたい]やつれ、[自分でないみたい]身体が気持ちについていかないと言う。	●手術後の言動から、これからどう自分自身を立て直していけばよいのかなどについてマイナス思考に陥っていると思われ、非効果的行動があると考えられる。
	個人的自己	・夫の暴力により、傷ついてきた。・自分のことはだめな子のことだと思ってやってきたとのこと。・別居後は、「一人の方で夫や家族の援助を受けずがんばってきたが、[病気を抱えてこれからもできるだろうかと心配でつらい]という。	●適応様式は、[自尊感情の状況低下**]と考えられる。●役割様式、相互作用様式に非効果的行動を考え、今の状態ではこれらの問題を引き起こすず刺激を考え、まずは自尊感情を高められるようにかかわる必要がある。
役割機能様式	役割	・1次的役割：20歳代、女性。・2次的役割：3歳の男児の母。ため別居中の妻。	●非効果的行動がある。●母親としての役割、一家の稼ぎ手としての役割、加えて病者役割を遂行することが困難な状況にある。
	役割行動	・2ヵ月前からスーパーマーケットに勤務。結婚以来、初めての仕事で慣れず、ストレスが多い。・子どもを抱えながら送る生活は、経済的にも苦しい。	●このことが自己概念様式の問題に大きく影響を及ぼす刺激となっている。
相互依存様式	重要な他者	近くにいる専業主婦の友人。仕事中は、息子を預けている。今も面倒を見てもらっている。ただし、[いつまでも見てもらうわけにはいかない]と考えている。	●非効果的行動がある。●夫、家族との接触を避けており、サポートシステムがほとんどないことから、自己概念様式の問題に影響する刺激となっている。
	サポートシステム	夫、家族には連絡してほしくない。	●適応様式が、肯定的な否定的へと変化した状態[4]

*定義：慢性疾患を抱えた生活に固有の、症状や治療計画の管理、身体面・心理社会面・スピリチュアル面への影響の管理、ライフスタイルの変化への適応が不十分な状態[4]
**定義：現状を受けて、自己価値、自己受容、自己尊重、能力、自分に対する態度についての認識が、肯定的から否定的へと変化した状態[4]

断し、その理由を記述します。その時点で看護がかかわるべき適応問題を「非効果的健康自主管理」とします。この診断名はNANDA-Iの看護診断によるもので、その定義を **表2** の欄外に示します[4]。

自己概念様式・役割機能様式・相互依存様式

　Aさんの場合、この3つの様式で「非効果的行動」が見られると考えました。それぞれに問題を抽出することは可能ですが、計画に移すときには、重複した内容になることが予想されます。その状況で最優先すべき問題は何かを考えるとき、問題が解決された姿を思い描いてみましょう。「いくつかの役割を遂行することができている姿か」「サポートが得られている姿か」「自分自身を取り戻し少しずつ前向きな姿を見せている姿か」について考えてみると、どうでしょうか。

　体力の低下もあり、まず自分自身を取り戻すことが優先であると考え、不安やマイナス思考になっていることから自尊感情の状況的低下が見られていると判断し、適応問題として挙げました。また、「役割機能様式」や「相互依存様式」の「非効果的行動」はこの問題を引き起こす刺激になっていると考えました。

第2段階：刺激のアセスメント

　刺激のアセスメントでは、行動のアセスメントの結果、考えた適応問題ごとに焦点・関連刺激をすべて抽出していきます。

第3段階：看護診断

　次に刺激のアセスメントでは関連する刺激すべてを抽出しましたが、看護診断では関連性が高いと考える刺激（1つまたは2つ）を特定した行動と合わせて記述します。問題の優先順位は、マズローの階層説や生命の危険度や患者の主観的な苦痛の程度、問題の根源性（一つの問題の解決がほかのいくつかの問題解決に及ぼす影響度）などから決定されるのでしたね。この場合、主観的な苦痛の程度、根源性から次のように優先順位を決定しました。

> ● **看護診断#1**：役割遂行困難、サポートシステムの欠如による自尊感

情の状況的低下

- **看護診断#2**：不規則な食生活、仕事・子ども優先の生活による非効果的健康自主管理

　そのうえで、看護診断#1のアセスメントから評価までの例を **表3** に示しました。

第4段階：目標の設定

　目標の設定では、時間枠、非効果的行動の期待される変化を記述します。この変化は、観察や測定、主観的な言動によって確認される内容でしたね。ここでは、言動に着目して設定しています。

表3 ロイの看護理論を用いた看護過程の展開例：刺激のアセスメントから評価まで

刺激の アセスメント	看護診断	看護計画	評価
焦点刺激 ・役割遂行困難 **関連刺激** ・サポートシステムの欠如 ・手術・疲労による体力低下	＃1 自尊感情の状況的低下	**目標設定** ○/○日までにストレスフルな生活や自分を立て直していくための準備について、具体的な発言がある。 **介入計画** ・今の気持ちをありのまま表出できるようにする。 ・医療ソーシャルワーカー（MSW）と相談できる場を設け、保育環境など地域資源や制度が活用できるようにする。 ・夫以外の家族との関係修復や接点になってくれる人やきっかけづくりなど、可能な選択肢について一緒に考える。 ・少ない時間でも気分転換となることはないかなど、ストレスの軽減につながる方法を提案する。	○/○日 **S（主観的情報）：** 「両親にはまだ連絡できないけれど、同じく音信不通としていた姉に連絡してみようと思います。制度を利用するなどまったく考えていなかったので、相談にのってもらってよかったです」 **O（客観的情報）：** 自分から笑顔を交え話すようになっている。 **A（アセスメント）：** 一時的な自尊感情の低下の状態は、改善してきていると考える。今後退院に向けて、＃2の問題について重点的に優先順位を変更して、取り組むことが必要と考える。

第**9**章　ロイの看護理論②実践編

149

第5段階：介入

　適応を促すために、刺激のアセスメントで明らかにした焦点・関連刺激をマネジメントする（変化させる・強化するなど）ことや、刺激に対する対処能力を高めるための計画を立案します。看護師は、資源が活用できるよう医療ソーシャルワーカーとの連携し、今後に向けて患者さんと一緒に考え、選択肢を広げられるように努めています。

第6段階：評価

　第4段階で設定した目標に対する達成度を患者さんの反応から評価します。生活を立て直していくための具体的な発言がみられたため、目標は達成されたと考えます。優先順位を変更して取り組むようになります。

　以上、ロイの6段階の看護過程に沿って展開しました。胃潰瘍からの大量出血（生理的様式）によって生じた精神的（自己概念様式）・社会的（役割機能様式）側面、および人間関係（相互依存様式）の非効果的行動を、どのように整理し看護診断とするのかを、行動と刺激の2段階のアセスメントで考えました。

　今回は、人格的自己に関する看護診断を抽出しましたが、さまざまな刺激や適応様式が複雑に関連していて難しく感じたと思います。そんなとき、問題が解決された姿を具体的に思い描き、全体として何を目指すことが優先されるのかを確認し、ほかの様式に生じた非効果的行動を刺激と考え、焦点刺激、関連刺激として分類するという思考が、今Ａさんが置かれている状況に、より適した看護をケア計画の重複なく効果的に展開する鍵になったと考えます。

今後に向けて

　ロイ看護理論から学ぶ、看護師として鍛えていくべき重要な能力としては、今ここでの4つの適応様式を用いて見えてきた、その人全体としての反応を丸ごと見逃さない観察眼、その反応に影響している過去の経験や未来への希望や目標などその人に固有のライフプロセス上の出来事

とその意味を引き出すコミュニケーション能力、さらに観察したこととコミュニケーションで引き出したことをつないで患者さんの適応を促進するために具体的な方法を提案する実践能力が挙げられます。人間はどのような境遇に置かれてもそれに適応できる潜在的な能力をもっているというシスターであるロイの暖かい眼差しを感じながら、現在と過去と未来をつなぎ、人と人をつないで巻き込みながら、患者さんの能力を見出し、引き出していく看護ができるように、具体的な手立てを磨いていきたいですね。

　また、ロイは大理論であるロイ適応モデルを中範囲理論で検証し、自己概念様式の「個人的自己」をさらに進化させました。また「喪失適応理論」や「慢性疼痛に対する適応理論」など、さまざまな国の看護師とチームを組み研究を重ね多くの中範囲理論を大理論の内容に反映させています。ロイの理論から、毎日の実践の根拠や具体的方法をまだまだ学び続ける必要がありそうです。

_POINT🖊_____

- ロイの看護理論は、その方法論である看護過程を明確に理論のなかに含め、看護過程を6段階で示した。つまり、第1（行動のアセスメント）、第2（刺激のアセスメント）、第3（看護診断）、第4（目標の設定）、第5（介入）、第6（評価）の段階である。
- ロイの4つの適応様式による枠組みを用いることで、人間を全体として捉えることができる。また、それらの様式の関連を考えることで、今置かれている状況に、より適した看護を効果的に展開できる。

引用・参考文献

1) Roy, SC. The Roy Adaptation Model. 3rd ed. Upper Saddle River, Pearson Education, 2009.
2) ロイ・SC. ザ・ロイ適応看護モデル. 第2版. 松木光子監訳. 東京, 医学書院, 2010.
3) 前掲書2). "ロイ適応モデルの看護過程", 69-104.
4) 上鶴重美訳. NANDA-I看護診断 定義と分類 2021-2023. 原著第12版. 東京, 医学書院, 2021.

151

第10章
ベナーの看護理論
達人看護師の看護実践
①基礎編

看護の実践的知識を拡大するベナーの看護理論

　ベナー博士は2002年に来日し、東京と京都で講演されました。私は当時、国立京都国際会館で多くの看護師の方々とともに講演を聞きました。会場いっぱいに溢れる熱気と感動の渦で2時間が過ぎたことは、今でも思い出されます。

　パトリシア・ベナーは1985年に『From novice to expert：Excellence and power in clinical nursing practice』[1]（『ベナー看護論：達人ナースの卓越性とパワー』[2]）を著しました。このなかでベナーは、看護師自身が看護実践のなかで気づかないうちに体得した看護の実践的知識を拡大することを目指したのです。その後、初心者から達人という5段階の実践の特徴と熟練のレベルを明らかにし、7つの看護実践領域を導き出しています。また、ベナーはマルティン・ハイデッガーの実存主義とモーリス・メルロ＝ポンティの現象学など哲学者の考え方を基礎にしています。さあ、ベナー看護理論を一緒に見ていきましょう。

新人看護師とベテラン看護師の看護実践

　皆さんが友人のお見舞いのために病院に行くと、多くの看護職の人たちに出会います。特に5月であれば、いかにも新人であるとわかるような看護師がいます。新人看護師は、行動を見ていても、もたもたしていて頼りなさげな感じがします。心なしか白衣も身に合っていないような雰囲気です。

しかし、なかにはテキパキと行動している中堅看護師がいます。患者さんとのかかわり合いを見ていても気持ちよく対応しています。患者さんも落ち着いて話をしています。

　さらに、看護師長にもなるようなベテラン看護師は、周りの看護師にもきちんと指示をして患者さんに対しても必要なことを的確に援助しています。その姿は、とても頼もしく映ります。

　どの人も皆、看護師免許をもち白衣を着て看護業務をしているのですが、新人看護師、中堅看護師、ベテラン看護師、この三者の動きはどこか違うように見受けられます。いったい何が違うのでしょうか？

　その違いは次の点にあると思います。新人看護師は、ようやく看護の仕事に就いたばかりで、ガイドライン（指針）で決められたことはできますが、それ以上のことについては自由に動けない状態にあります。

　中堅看護師は、テキパキと動き、患者さんの要望にも応えながら無理なく仕事をしているように見えます。

　さらにベテラン看護師は、起きていることを全体としてまとめて把握し、判断し、行動できるというすごい力をもっているように見受けられます。

　一方、どのような看護師のお世話になるかは、患者さんにとって大きな問題なのです。患者さんが安心して看護を受けられるようにしたいものですね。ここで考えてください。どんなベテラン看護師も皆、新人のときがあったということを。

　では、新人看護師がどのような過程をたどってベテラン看護師になるのでしょうか？ 皆さんにとっても興味があることでしょう。

　さらに、ベテラン看護師の展開する看護実践とはどのようなものを示すのでしょうか。では、ベナーにとって最大の関心事であった看護実践について、見ていきましょう。

🞕 実践的知識と理論的知識

　パトリシア・ベナーは、看護師自身も気づかなかった看護実践のなかから知識を見出し、言葉で表現するように研究した人です。ベナーは、知識には「実践的知識」と「理論的知識」があると考えました。これは、科学哲学者のトーマス・クーンとマイケル・ポランニーの考えに基づくものです。

　確かに技術的にできることでも、他者に伝えられないことは多いでしょう。また、私たちの日常生活のなかには、自分で特に意識しなくてもできていることがあります。

　例えば、初めて水泳をするときに、両手・両足をどのように動かせば前に向かって泳いでいけるか知らなくても泳ぐことはできます。初めはうまくいかず水を飲んだり、前へ進まなかったりするでしょうが、練習を続ければ、ある日、難なく泳げる自分に気づきます。水泳は頭で覚えたり考えたりすることではなく、身体で覚えるということを示しているのです。これを「実践的知識」といいます。

　では、自分が泳げるようになったので、泳げない友人に泳ぎ方をうまく伝えられるかといえば、必ずしもうまくいくとは限りません。身体の動かし方の仕組みを知り、泳ぐことを頭で理解した知識です。これを「理論的知識」といいます。

　この２つの知識の関係をポランニーは、「私は、私の知っているものが何なのかを明晰には、あるいはほとんどまったく、述べることはできないにもかかわらず、私はこれらの事柄を知っている」[3] といっています。すなわち、語ることができる以上のことはすでに「実践的知識」として知っているのに、それらをどのように結びつけているのかなどを「理論的知識」として語れないというのです。

　ベナーは、看護における「実践的知識」を、語ることができるもの、つまり「理論的知識」にすることが最重要課題であると考え、熟練した看護実践を質的研究によって明らかにし、実践から導かれる看護理論を精力的に開発するようになります。

初心者から達人看護師へと至る5段階の技能習得モデル

では、次に「技能習得モデル」について見てみましょう。ベナーは「ドレイファスの技能モデル」を活用して、看護師が看護実践の技能をどのように習得するかについて説明しています。このモデルは1970年代に数学者スチュアート・ドレイファスと哲学者ヒューバート・ドレイファスが開発したものです。ドレイファス兄弟は飛行機のパイロットとチェスプレーヤーについて研究し、技能習熟には一般に5つの段階（初心者－新人－一人前－中堅－達人）をたどるという理論を発表しました。ベナーはこの理論を看護に適用して、初心者から達人の看護師になっていく5段階の技術習得モデルを提示しました（図）[4]。

初心者レベル（Novice）

ある状況でその状況に適切に対応するための実践的な経験がない看護師です。例えば、臨地実習が始まったばかりの看護学生、新しい職場に配置替えになった看護師などです。経験がないといってもガイドライン（指針）があれば原則どおりの実践はできます。

新人レベル（Advanced Beginner）

何とか仕事ができるようになった段階です。多少の経験があるので、ガイドライン（指針）にないことでも気づくことができます。ただし、

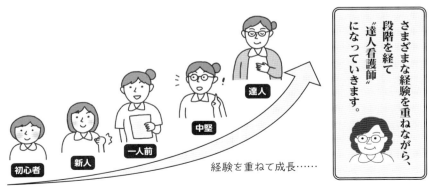

図 技能習得の段階

全体的な把握まではできません。

一人前レベル（Competent）

　同じ場所で2～3年の臨床経験のある看護師です。この段階の看護師は、患者さんに起きている状況を整理し、自分で計画を立てて看護を実践できます。しかも、複数の患者さんの状態をみて、必要なケアの優先度を考えながら対応できるようになります。中堅看護師との違いはスピードや柔軟性には欠けるということです。

中堅レベル（Proficient）

　一人前の看護師が熟練して中堅看護師になります。中堅看護師になると、患者さんに今起きている状況を全体として捉えることができます。何か一つの徴候から、さまざまな情報を総動員して、異常を判断し、行動することが可能になります。

達人レベル（Expert）

　達人看護師は、これまでの経験や知識をもとに、直感も活用して起きている状況の全体を瞬時に把握し、対処できるようになります。また、達人看護師は、患者さんに起きている出来事を他人事としてではなく、自分のことのように引き受け、そのなかに自分を投入していける人ともいえます。

　以上のように、達人看護師には一挙になれるものではなく、経験を重ねながら段階を経て初めてなれるということが理解できたでしょうか？一方、ベナーは一人前レベルと中堅レベルとの間には、隔たりがあり、レベルの跳躍があること、またすべての看護師が達人になれるわけではないともいっています[5, 6]。ということは、中堅から達人の間にもさらに大きな跳躍が必要ということになります。これは、中堅看護師や達人看護師、すなわち熟練看護師は、単なる時間の経過や長さを示す経験年数では捉えることができず、その積み重ねてきた経験の質が問われるということです。

　ベナーは、目指すべき熟練看護師がもつ特徴を一人前になるまでの看

護師と比較できるよう、その違いをナラティブ（語り）をとおして物語のように具体的にして、繰り返し説明しています。この説明をとおして、私たちは熟練看護師という目標に向かってどのように取り組めば、次のステップへの高いハードルを越えることができるのかを知ることができます。また、次に示す7つの領域と31の能力についても同様に説明しています。目標に向かうための段階を意識して、進んでいきましょう。

❖ 看護実践における領域と能力

　ベナーは自分の観察をとおして知り得た情報や看護師から聞き取った実践から、看護実践を言葉で表現することを試みました。その結果、看護実践を7領域と31能力に分析し、表現しました。31能力については、その内容を **表** [7] に詳しくまとめて示します。

　以下、7領域について解説します。

①援助役割（The Helping Role）

　看護師は患者さんに十分な気づかいをしながら、いつも患者さんとともにいるようなかかわりをしています。患者さんを癒し、励まし、痛みをコントロールするなど、安楽にし、その人らしさを保てるように働きかける役割です。

②教育とコーチング（The Teaching-Coaching Function）

　病気や回復に関する理解を促し、不安をやわらげ、患者さんが自分のライフスタイルの一環として取り込めるよう教育の機能を用いて援助します。病気や痛みや死など患者さんにとって未知の出来事について、理解し、受容し、コントロールできるようにコーチング能力を発揮します。

③診断とモニタリング機能
(The Diagnostic and Monitoring Function)

　患者さんの状態の重要な変化を察知し、起こりうる異常を予測し先の見通しを立てる能力です。また、病気によって異なる個別のケアのニードを予測し、アプローチします。

表 看護実践における領域と能力の内容 (文献7より作成)

領域	能力
① 援助役割	● 癒しの環境をつくり、癒しのためのコミットメント(責任を伴う深いかかわり合い)を確立する。(ヒーリングの関係) ● 患者が疼痛や衰弱に直面したときに安楽にし、患者の人間性を守る。 ● 患者のそばにいる。(付き添い) ● 回復に向かう過程で、患者自身の関与を最大限に引き出し、自律しているという自覚と自信を与える。 ● 痛みの種類を見極め、疼痛管理とコントロールの適切な対応策を選択する。 ● 触れることによって安楽をもたらし、コミュニケーションを図る。 ● 患者の家族に、情緒的なサポートと情報提供的サポートを行う。 ● 状況に合わなくなった対応策をとりやめ、新しい選択肢を提供する。方向づけし、教育し、仲介する。(情緒的な変化や状況の変化に応じた患者指導)
② 教育とコーチング	● 患者が学習を受け入れる準備ができた時機を捉える。(タイミング) ● 病気や回復の過程がもたらすものを、患者が自分のライフスタイルの一環として取り込むのを援助する。 ● 病気について患者がどう解釈しているかを聞き出し、理解する。 ● 患者の病態について考えられることを患者に伝え、治療や処置の根拠を説明する。 ● 文化的に避けられている病気の局面をとっつきやすく理解しやすいものにする。(コーチング)
③ 診断とモニタリング機能	● 患者の状態の重要な変化を察知し、記録する。 ● 診断を確定する明確な徴候が現れる前に、衰弱や病状悪化を予測する。(早期警告徴候の提供) ● 先の見通しを立てる。(問題の予知) ● 病気によって異なる個別の要求や経験を理解する。(ケアのニーズの予測) ● 患者が健康を取り戻す可能性と、さまざまな治療法に反応する可能性をアセスメントする。
④ 容態急変の効果的な管理	● 生命が極めて危険な状況にさらされている緊急事態での熟練した実践。(問題の迅速な把握) ● 緊急事態において必要な資源の供給をすばやく手配する。(危機管理) ● 医師の援助が得られるまで、患者の危機の本質を見極め、管理する。
⑤ 治療処置・与薬の実施とモニタリング	● リスクと合併症を最小限に止めつつ、経静脈的治療を開始し、維持する。 ● 有害作用、反応、効果、毒性および禁忌などをモニタリングする。(与薬の正確かつ安全な実施) ● 褥瘡予防、および処置。患者の歩行と運動を促して可動性とリハビリテーションの効果を最大限にする。呼吸器系の合併症を防ぐ。(不可動性に起因する問題への対応) ● 治癒を促し、痛みを緩和させ、適切なドレナージを助ける。創傷管理の戦略を立てる。

表 看護実践における領域と能力の内容（続き）（文献7より作成）

領域	能力
⑥ 医療実践の質のモニタリング・確保	● 安全な医療、看護ケアを確保するために、バックアップする。 ● 医師の指示を受けて、支障なく何を省き、加えられるかについて、アセスメントする。 ● 医師から適切で時宜にかなった対応を得る。
⑦ 組織能力と役割遂行能力	● 多様な患者のニードや要求を調整し、順序づけ、対応する。（優先度の設定） ● 適切な治療を提供するための治療チームをつくり、維持する。 ● スタッフの不足と高い退職率に対処する。 　・ 緊急時の対策を講じる。 　・ 勤務帯で作業負担が過剰になる時間帯を予測し、あらかじめ対応する。 　・ チームの団結力を利用、維持する。ほかの看護師に「仲間」としての協力を得る。 　・ 密接で頻繁な接触ができなくても、患者への思いやりのある態度を維持する。 　・ 患者やテクノロジーおよび組織的な硬直性（お役所仕事）に対して、柔軟な姿勢を維持する。

④容態急変の効果的な管理
(Effective Management of Rapidly Changing Situations)

　患者さんの状況が急変する状況と問題をすばやく把握し、管理する能力が必要です。特に、医師がいない場合、この能力は患者さんの危機の本質を見極め、管理するうえでも求められている能力です。

⑤治療処置・与薬の実施とモニタリング
(Administering and Monitoring Therapeutic Interventions and Regimens)

　治療処置や与薬などを安全、正確に行い、リスクや合併症を最小限にとどめつつ、有害作用や反応、効果などをモニタリングします。また、不可動性がもたらす問題（褥瘡、呼吸器系の合併症など）を予防し、病気の治癒を促し、痛みを緩和させ、創傷管理を適切に実施します。

⑥医療実践の質のモニタリング・確保
(Monitoring and Ensuring the Quality of Health Care Practices)

　過失を防ぎ、見つけ出す立場にある看護師は、安全な医療と看護ケア

を確保しモニタリングする役割があります。具体的には、医療実践の
バックアップやその体制づくりを行います。また、患者さんの安全を守
るため、適切で時宜にかなった対応を医師から得ることができるよう、
明確で説得力のあるコミュニケーション能力も磨く必要があります。

⑦組織能力と役割遂行能力
(Organizational and Work-Role Competencies)

　病院における看護の役割は複雑性が増し、慢性的な人員不足が起こり
やすいという状況もあります。そのなかで、ケアの継続性と安全を提供
するためには、調整とチームワークが必要です。組織としてチーム全体
の調整を図るなど、組織全体の力を高めていく能力が求められます。ま
た、個人としては、状況の主要点をつかむ感性と、ケアを組織化し業務
に組み込んだり、同時に遂行する能力をもつことが重要となります。

🍀 まとめ

　さて、ベナー看護理論の中心的な部分を見てきました。皆さんは、ど
んな感想をもったでしょうか？　熟練した看護実践を言葉で表現するこ
とのすごさを垣間見ることができたのではないかと思います。

　ベナーは、「看護理論の目的が看護実践の改善であるとするなら、看
護実践は看護理論の出発点でなければならない」[8]、また「今求められ
ている理論は、頭に思い描いた看護の理想像を記述し解釈し説明するよ
うなものではなく、日々実践されている熟練した看護の実像を記述し、
解釈し、説明する理論である」[9]という強い意志をもって理論を構築し
ました。

　ベナーがこのような理論を私たちに贈物として届け続けてくれている
こと[10, 11]で、看護実践の豊かさやすばらしさが増幅され伝わります。
皆さんもこの方法を用いることで、今ここでの実践的知識を後輩たちや
その後につながる人々に語り伝えていくことができます。卒後教育の
コーチングの場面でも、ぜひ語りを共有し、ともに成長することができ

るよう取り組んでいきましょう。

〈実践編〉では、事例をとおして見ていくことにしましょう。

POINT✐

- 知識には「理論的知識」と「実践的知識」があり、ベナーは、看護では「実践的知識」を明らかにすることが重要と考え、日々実践されている熟練看護の実像を記述し、解釈し、説明する理論を構築した。
- 看護師は初心者、新人、一人前、中堅、達人の5段階を経て成長するとし、各々の段階における技能習得レベルを提示した。一人前と中堅の間、および中堅と達人の間には、レベルの跳躍がある。
- 看護実践における7領域（援助役割、教育とコーチング、診断とモニタリング機能、容態急変の効果的な管理、治療処置・与薬の実施とモニタリング、医療実践の質のモニタリング・確保、組織能力と役割遂行能力）と31の能力を見出し、提示した。この能力は、5段階を経て成長していくための目標にもなる。

引用・参考文献

1) Benner, P. From novice to expert : Excellence and power in clinical nursing practice. Menlo Park, Addison-Wesley, 1984.
2) ベナー・P. ベナー看護論：達人ナースの卓越性とパワー. 井部俊子ほか訳. 東京, 医学書院, 1992.
3) マイケル・ポランニー. "分画家". 個人的知識：脱批判哲学をめざして. 長尾史郎訳. 東京, ハーベスト社, 1985, 81.
4) ベナー・P. "技能習得に関するドレファスモデルの看護への適用", ベナー看護論 新訳版：初心者から達人へ. 井部俊子監訳. 東京, 医学書院, 2005, 11-32.
5) 前掲書4). "臨床看護実践に内在する知識を明らかにする", 29-30.
6) 谷口好美. "パトリシア・ベナー". ケースを通してやさしく学ぶ看護理論. 改訂4版. 黒田裕子編. 名古屋, 日総研出版, 2016, 357-82.
7) 前掲書4). 41-140.
8) Fjelland, R.ほか. "看護が科学であるために必要とされる理論的基盤". ベナー 解釈的現象学：健康と病気における身体性・ケアリング・倫理. ベナー・P編. 相良-ローゼマイヤーみはる監訳. 東京, 医歯薬出版, 2006, 5.
9) ベナー・Pほか. "気づかいの第一義性". ベナー/ルーベル 現象学的人間論と看護. 難波卓志訳. 東京, 医学書院, 1999. 6.
10) ベナー・P. ほか. ベナー ナースを育てる. 早野 ZITO 真佐子訳. 東京, 医学書院, 2011.
11) ベナー・P. ほか. ベナー 看護実践における専門性：達人になるための思考と行動. 早野 ZITO 真佐子訳. 東京, 医学書院, 2015.

第10章
ベナーの看護理論
達人看護師の看護実践
②実践編

✿ ベナーの看護理論のメタパラダイム

では、ベナーは看護理論の主要な概念をどのように考えているので
しょうか？

- **人間**：自らを解釈する存在である[1]。つまり、健康や病気、置かれて
  いる状況をどのように解釈し、意味づけているかは、人それぞれであ
  る。
- **健康**：健康は病気でないということではなく、病気と疾患は似て非な
  るもので、病気は能力の喪失などをめぐる人間独自の体験である。つ
  まり、健康であること、病気であることという、人間が生き抜く生の
  体験に焦点を当て、その人が今そこで体験していることが重要である
  という[2]。また、病気体験をストレスへの対処として捉えている。
- **環境**：環境ではなく、「状況」という言葉を使っている。人間は常に
  ある状況に身を置いている存在であり、状況と相互作用をしている[3]。
  その人がどのように状況を捉えるのか、また行動するのかは、その人
  次第である。
- **看護**：ケアリング（caring）の実践であり、その科学的なアプローチ
  は道徳的な問題を扱うアートとケアにかかわる倫理的な責任から導き
  出される。

ベナーは看護を「ケアリングの実践」といっています。ケアリングと
は、気づかいであり、何かを大事に思うことであり、巻き込まれ、関与

していることであると説明しています。また、人に援助を与えうる条件と、人からの援助を受け入れうる条件が気づかいによって設定され、同じ行為であっても気づかいのなかでなされる場合とそうでない場合ではまったく結果が異なるというのです[4]。看護は患者さんと看護師とのかかわり合いのなかで発展していくものであり、看護のなかでケアリングはきわめて大切なもの、なくてはならないものだということです。

事例に見るベナーの看護理論

それでは、具体的な事例で見てみましょう。

> **事例** ある大学病院の内科病棟（循環器系）に勤務する新人看護師Aと中堅看護師Bが準夜勤をしていた。新人看護師Aは初めての夜勤で緊張気味であった。この病棟には今朝狭心症の発作を起こし個室に入院した患者のCさん（50歳代・男性）がいた。Cさんは左上肢に持続的に点滴静脈内注射をしており、ベッド上安静の指示が出ていた。入院後は発作は起きていないが、気分が悪いと訴えていた。

　振り返ると、20時、新人看護師Aは、中堅看護師Bの指示で患者のCさんの発作の有無と気分の状態を観察するために訪室しました。新人看護師Aが「気分はいかがですか？」と聞くと、Cさんは「まあまあです」と返事をしたといいます。それから、新人看護師Aは指示されたとおり、発作の有無を観察して病棟看護ステーションに戻り、中堅看護師Bに「特に変わったことはありませんでした」と観察したことを加えて、報告しました。

　その30分後、中堅看護師BがCさんの病室を訪問したところ、「何か変だ」と感じ、観察したといいます。すると、Cさんは眠っているように見えたものの目を閉じているだけで、実際には顔面蒼白で冷汗をかいていたということがわかったのです。また、点滴を見ると止まっていました。中堅看護師Bは大急ぎで点滴を調整し、Cさんの気分や一般状態

を観察しました。胸の苦しさや痛みはないかをチェックして、汗を拭き排尿させて静かに休ませました。

　30分前に新人看護師Aが訪室したとき、すでに点滴が止まり、冷汗をかき、一般状態がよくなかったのかもしれません。ナースステーションに戻った中堅看護師Bは今起きた出来事や観察したこと、ケアしたことなどの事実をありのままに新人看護師Aに話しました。

　新人看護師Aは、準夜勤務に就いたときの申し送りで、狭心症発作の再発の可能性があることを知り、ずっと気がかりだったのです。そのようなところから、中堅看護師Bから発作の有無と気分の観察を指示されたときに発作のことばかりに注目し、その他の関連する大事な徴候や点滴を見落としていたことに気がついたのです。その後、新人看護師Aは、患者さんの「部分」ではなく「全体」を把握するように努めるようになりました。

　この場面から皆さんはどのようなことを考えましたか？　中堅看護師Bによる臨床での時宜を得たフィードバックによって、新人看護師Aの経験は成長を促すものに変化したと考えられます。そのきっかけになったのは、中堅看護師Bがそのときに起きた出来事などの事実をありのままに新人看護師Aに話したことです。つまり、何か変だと直感し、予測される事態に伴う観察を次々に行い、そのとき必要な生活を整える援助まで一連の流れで行ったことの説明です。それに加えて、「何か変だ」と状況を直感的に把握するためには、状況の前後関係を理解している必要があり、患者さんのそれまでの経緯と現在の病状を照らし合わせることにより、初めて微妙な変調（質的な差異）に気づくことができるというベナーの言葉を伝えました[5]。

　新人看護師Aは、その説明により、同じ状況を見ていたつもりでもなぜ気づけなかったのかを内省し、考えられる理由について語り始めます。指示された内容のことばかりが気になり視野狭窄になっていた自分と、中堅看護師Bの状況を把握する能力はもちろんケアにつなげるためにもち合わせている実践的知識の視野の広さ・深さとの違いを実感した

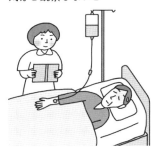
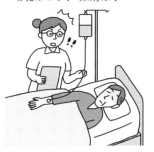
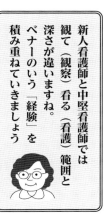

図 新人看護師Ａと中堅看護師Ｂの看護の違い

ことを伝えました（図）。そして、達人看護師を目指す志を新たにすることができたといっています。

　ベナーは、看護師がそれぞれの過去の体験や培ってきた独自の個人的知識と、目の前の臨床状況とを相互に交流させることによって、本人自身でそれらを更新させることができたときのみ、「経験」したということができる[6]といっています。また、「経験」することにより、常に先入観を覆すこと、あるいは状況に関する以前の理解に微妙な意味合いをつけ加えられるといっています[7]。この「経験」の積み重ねによって熟練度が増すため、この個人的知識と臨床状況の活発な交流の手本として達人看護師が必要になるともいっています[6]。手本となる中堅看護師を含めた熟練看護師は、今ここでの実践的知識をタイムリーに後輩に伝え、その語りを共有し、質の高い経験に変化させ、ともに成長できるよう取り組んでいくことが求められるといえるでしょう。

今後に向けて

　ベナーの看護理論を駆け足で学んできました。臨床って本当にすばら

しいですね。そのなかから学びとることは限りなくあると思います。それをいかに学ぶかは、あなた次第なのです。新人から一人前の段階にある看護師の皆さんは、中堅看護師を目指して質の高い臨床経験を重ねていってください。中堅から達人の熟練看護師の皆さんは、自分の経験を後輩に語ることの大切さを忘れないで、ともに成長していく組織づくりをお願いします。

　私も看護教員として長い経験を重ねてきましたが、これからも臨床経験の内容に含まれることを抽出し、言葉にして学生たちに伝える努力をしていきたいと思います。そのためにももっと時間をつくって、看護実践の現場（臨床）で研修する機会をもちたいと考えています。

POINT✎

- ベナーの看護理論のメタパラダイムは、自ら解釈する存在である人間、人間が生き抜く体験としての健康、人間が常に身を置き相互作用している状況（環境ではない）、ケアリングの実践としての看護である。
- 中堅・達人の段階にある熟練看護師は、目の前の臨床状況での実践的知識について、新人から一人前の段階にある看護師にタイムリーに語り、共有し、質の高い「経験」に変化させ、ともに成長できるように取り組むことが求められる。

引用・参考文献

1) ベナー・Pほか．"人であるとはどういうことか"．ベナー／ルーベル現象学的人間論と看護．難波卓志訳．東京，医学書院，1999，46.
2) 前掲書1)．"気づかいの第一義性"．10-1.
3) 前掲書1)．"ストレスと対処に関する現象学的な観方"．90-1.
4) 前掲書1)．"気づかいの第一義性"．1-6.
5) ベナー・P．"臨床看護実践に内在する知識を明らかにする"．ベナー看護論 新訳版：初心者から達人へ．井部俊子監訳．東京，医学書院，2005，4.
6) 前掲書5)．"臨床看護実践に内在する知識を明らかにする"．7-8.
7) ベナー・P．"ナラティブスと看護実践の知：「エキスパートナースとの対話」について"．エキスパートナースとの対話：ベナー看護論・ナラティブス・看護倫理．早野真佐子訳．東京，照林社，2004，164.

第11章

レイニンガーの看護理論
文化ケアの多様性と普遍性
①基礎編

ケアは看護の本質であり、文化に調和したケアが求められる

　マデレン M. レイニンガーの看護理論は、「ケアは看護の本質であり、ケアこそが看護の中心的、優先的、統合的な焦点である」[1] ことを主張した看護における最初の理論であるといわれています。また、高度の専門知識と医療技術をもって医療を提供したとしても、その人の望みが叶えられ満足を得るものになったかどうかは別の次元の問題であり、満足度の高い医療を提供するには、その人の文化、価値、信念、パターン、および生活様式を考慮した、それらの文化と調和したケア／ケアリングが行われる必要があるというのです。

　私たちがこの文化について意識するのは、どのようなときでしょうか？ グローバル社会になって、多様な文化をもつ人々と出会う機会が多くなり、カルチャーショックまではいかなくても、相違点に気づく機会が多くなっています。そんなとき、自分自身の生活や価値観のなかに、日本人に脈々と受け継がれてきた文化や慣習の影響があると感じるのではないでしょうか。また、同じ日本人でも、欧米的な文化の影響には強弱があり、世代間による変化も見られます。生死にかかわる場面では、自己決定よりも家族や重要他者の思いを気遣う態度や、価値が対立する場面では倫理的なジレンマを感じることを体験されているのではないでしょうか。

　レイニンガーも、そこに住みその文化の価値観を用いて生活している人々にとって、文化は力動的（ダイナミックに変化する）なものであると同時に粘り強く存続していくものである[2] といっています。日々の看

護実践では、この粘り強く存続している日本の文化的価値観を意識する必要がある場面が多いのではないかと考えます。したがって、レイニンガーの文化ケアは、日本においても多様な文化をもつ人々への看護ケアのあり方ばかりでなく、各地域社会での文化的価値観や世代間における相違を考慮したケアについて、さまざまなヒントや示唆を与えてくれるものと考えられます。

人類学と看護学を融合した理論開発への情熱

次に、この理論が開発された経緯を見てみましょう。レイニンガーは、ケア／ケアリングと文化を関心の中心に置いて、1950年から亡くなる2012年（87歳）近くまで情熱をもって理論を開発し続けた人です。

文化ケアの考え方の源泉

1950年代に、小児の精神科病棟で多様な文化的背景（アフリカ人、ユダヤ人、ドイツ人など）をもった小児のケアに携わっていたときのことでした。非常に異なった文化的パターンを日常のケアの場で示す子どもたちに、それぞれに望むケアで応えることができず無力感を抱いたと振り返っています。精神看護の知識では不十分で、文化的要素の影響についての理解が必要であると気づかされたのです。

人類学と看護学の融合

そこで、レイニンガーは人類学を大学院で学ぶことにし、人類学と看護学を結びつけ、綿密な準備を行い、1959年から1961年にかけてパプアニューギニアにてガッドサップ族の研究に取り組むことになります。たった1人、スーツケース1つで食べ物も持たず、ほかの地域から来た女性を"魔術師"として疑う文化のなかで原住民と一緒に2年近くかけて生活します。2つの集落で、文化的価値観に基づく生死、病などのかかわるケアの表現、意味、パターン（生活様式）や行為を知りたいという一心で取り組みました。**それぞれの文化のなかで、ケア／ケアリングは行われ、生老病死に対応し人類は種を存続することができたこと、**

人々は脈々とそれぞれの文化で意味づけられたケア／ケアリングを他者に対して続けてきたことを深く確信し、質的研究を地道に続けました。

　その後、1991年に『文化ケアの多様性と普遍性』を執筆し、研究で得られた54の文化、および175の多様なケア／ケアリングの構成要素を明らかにしています[3]。これらの結果から、レイニンガーは、曖昧なまま用いられることが多い「ケア」と「ケアリング」を明確に区別しています。「ケア」は現象であり、「共感」「注意深さ」など名詞形で用い、「ケアリング」は行為や実践で、「傾聴すること」「そばにいること」などと動名詞で用いると区別しています。詳しくは、次の定義[4]を参照してください。

- **ケア**：名詞として用いる。人間としての状態（生存、成長、健康、ウェルビーイング、ヒーリング、直面する障害や死などを含む）や生活様式を改善・向上したいというニードが明らかに予想される他者に対して、実現できるよう援助、支援、助長することに関連した**抽象的かつ具体的現象**を指す。
- **ケアリング**：動詞や動名詞として用いる。人々がヒーリングやウェルビーイングに向かえるように、他者を援助または助けるように導く**行為、態度、実践**を指す。

多様性と普遍性をもつ文化に調和するケア

　文化ケア理論の目的は、「人々の健康、ウェルビーイング、ヒーリングを促進し、あるいは障害や死に直面する人々を援助するために、世界中の多様な文化をもつ人々や類似の文化をもつ人々に、安全で、有意義で、有益な、それぞれの文化に固有の民間的ケアと調和するケアを提供することである」[5]としています。つまり、その人のもつ文化と矛盾しない調和した看護を、その人と共同して創造的に組み立て、いかに実践

するのかが焦点となります。

文化ケアの多様性と普遍性

レイニンガーは、文化ケアは多様性と普遍性の2側面を併せもつものであることを知って、それらを調和させるケアを行うことが重要であるといっています。まず、文化に関連する定義を見てみましょう[6]。

- **文化**：特定の集団のパターン化された思考や意思決定および行動を導く価値観、信念、規範および生活様式であり、習得し、共有し、伝承されてきたもの。世代間で変化が見られるもの。
- **文化的価値観**：通常長年にわたって個人もしくは集団の思考、行為、意思決定、生活様式に意味と秩序と方向性を与える強力で持続的で指示的な力のこと。
- **文化ケアの多様性**：文化によってケアの表現、意味、パターン（または生活様式）、価値観、シンボルには違いがあり、多様であること。
- **文化ケアの普遍性**：たとえ異なる文化であっても、ケアの表現、意味、価値観、パターン（または生活様式）などで、繰り返される、共通、類似のものが見られること。

サンライズイネーブラー

さらに、ケアはかなり把握しにくい現象であり、文化的生活様式と価値観に組み込まれていることが多いと考えています。そのため、社会構造、言語、文化集団の世界観など幅広い文化的視点から系統的にケアを研究し、看護知識としてケア、健康、疾病、ウェルビーイングの表現と意味を発見する必要があるというのです。また、文化外部にいる人々の見解（"etic"という）からではなく、文化内部にいる人々の見解（"emic"という）から知ることが重要であると考え、そのためにさまざまなガイドを作成し、質的研究を積み重ねました。

そのようなガイドの代表として、「サンライズイネーブラー（Sunrise Enabler）」（「サンライズモデル」より改題、2006年）があり、ガイド

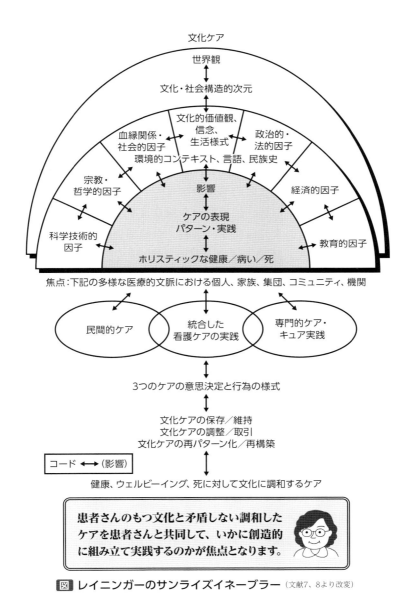

図 レイニンガーのサンライズイネーブラー（文献7、8より改変）

でありながら理論の全体像を描写できるといっています（**図**）[7, 8]。
サンライズイネーブラーはその名のとおり、太陽が昇る様子を表わして

います。図の中央には、**ケアの焦点**として、個人、家族、集団、コミュニティ、機関が置かれ、上下の半円が結合すると完全な太陽になります。この太陽によって描き出される宇宙（世界）を理解できなければ、その人の健康やケアを的確に認識し、行動することはできないというのです。

　上半分は、その人のもつ文化と矛盾しない調和した看護を実施するために、**その文化特有のケアの表現、パターン、実践が、どのように生まれてきたのかを、あらゆる角度から探究するプロセス**です。その文化における世界観や文化的・社会的構造の次元のさまざまな因子、環境的コンテキスト（文脈）や言語、民族史から探ります。

　文化的社会的構造の次元は科学、宗教、血縁関係や社会、文化的価値観・信念・生活様式、政治・法律、経済、教育の7因子から構成されています。また、環境的コンテキストは、特定の物理的・生態学的な自然環境であり、社会的・政治的・文化的な場において人間の表現、解釈、社会的相互作用に意味を与えるものだといいます。

　以上のプロセスで明らかになったその文化特有のケアの表現、パターンは、健康、病、死といった状況において、全人的なケアを提供するための実践、さらには一人ひとりのそれらに対する解釈や意味づけに影響を及ぼします。私たちはきめ細やかにそれらの影響を見ていく必要がありますが、次節の実践編の事例でイメージしやすくなると思います。

　また図の下半分は、焦点となる多様な医療的文脈のなかで生きる個人、家族、集団、コミュニティ、機関において、**文化に調和するケアをどう実践するのかをガイドするプロセス**を示しています。まず、その文化固有の民間的ケアと専門家による専門的ケア・キュア、それぞれの情報を得ます。これらは次のように定義されています[9]。

- **民間的ケア**：文化的に学習され伝承された非専門的、自然発生的（伝統的）、民俗的な知識と技能のこと。
- **専門的ケア・キュア**：西洋の教育機関で習得された公式的かつ知的に学習された専門的ケアの知識と実践のこと。

民間的ケアと専門的ケア・キュアの類似点と相違点を検討したうえで、いかに統合した看護ケアを実践できるかが焦点となります。うまく統合できなければ、文化的葛藤、カルチャーショック、文化的押し付け、ストレスなどが生じるからです。レイニンガーは、それらは看護師がその人の文化を理解していないことから生じることが多いと考えています。

　民間的ケアと専門的ケア・キュアを統合した看護ケア実践へと導くのが、ケアの意思決定と行為の3つの様式です。これらの様式に基づき、患者さんと看護師が共同で参加して、その人の文化に調和したケアを創造的に生み出していきます。そうすることで、健康、ウェルビーイング、ヒーリングを促進し、あるいは障害や死に直面する人々に、安全で、有益な文化に調和したケア、すなわち満足感をもたらす全人的ケアを提供できるというプロセスが実現するのです。

文化に調和するケアの鍵となる3つの様式

　次に、文化に調和するケアを導く3つの意思決定と行為の様式について詳しく説明します[10]。どの様式を用いるかは、民間的ケアと専門的ケアがどの程度相違しているか、ケアの価値観にまで影響を及ぼすのか、などを検討し決定します。

文化ケアの保存もしくは維持

　民間的ケアと専門的ケアが類似している場合、そのケアの価値観を保存または維持できるように、支援的かつ補助的でその能力が高められるような専門的行為と意思決定を行います。例えば、食事療法を継続するために、筋力低下で必要となった買い物などの手段を補助するサービスの導入を提案します。

文化ケアの調整もしくは取引

　民間的ケアと専門的ケアに相違はあるがケアの価値観まで変更しなくてもよいと考えられる場合、文化と調和した安全で有益なケアになるよう調整し、取引することを支援できるように、創造的な専門的行為と意

思決定を行います。例えば、食事療法を継続するために、患者さんが希望する内容について調整や取引ができるよう管理栄養士と連携し、選択肢を増やし、代替案を提示します。

文化ケアの再パターン化もしくは再構成

民間的ケアと専門的ケアに相違があり、そのケアの価値観や生活様式や決まりを整理し直し、大幅に修正して再構成する必要がある場合、文化的価値観を尊重しながら、有益で健全なものに再パターン化されるよう、患者さんと一緒になって新しい異なった方法を創造的に設計することが求められます。例えば、非効果的な運動の慣習があり、価値観を変更する必要があるとき、患者さんが新しい方法の効果を納得し行動化できるよう支援します。

以上の3つのケアの意思決定と行為を患者さんと共同で行うには、看護師には、その人の文化から多様性とその意味を学びとる感性と幅広い知識と資源をつなぎ、それらがない場合は創造する力を磨くことが求められます。

❖ まとめ

レイニンガーの文化ケアは、人々の文化、価値、信念、パターン、および生活様式を考慮に入れるケアリングを学ぶ方法を看護にもたらしたともいわれています[11]。次節の実践編では、さらに具体的に見てみましょう。

POINT✎

- ケアは看護の本質であり、ケアこそが看護の中心的、優先的、統合的な焦点である。
- 文化ケアは多様性（異なるもの）と普遍性（共通したもの）の2側面を併せもつものであるとし、その人の文化と調和したケア／ケアリングの重要性を示した。
- サンライズイネーブラーは、レイニンガーの看護理論の全体像を描写することができる。

引用・参考文献

1) マデリン M. レイニンガー．"理論的枠組み：理論の概念化と開発"．レイニンガー看護論：文化ケアの多様性と普遍性．稲岡文昭監訳．東京，医学書院，1995，32.
2) 前掲書1)．"「文化ケア」理論の定義と理論の特質"．40.
3) 前掲書1)．"文化を超えたケアの構成要素のリスト"．190-207.
4) ジャクリーン・フォーセット．"レイニンガーの文化ケアの多様性と普遍性の理論"．フォーセット看護理論の分析と評価．新訂版．太田喜久子ほか監訳．東京，医学書院，2008，69.
5) McFarland, MR. et al. "The Theory of Culture Care Diversity and Universality". Leininger's Culture Care Diversity and Universality: A Worldwide Nursing Theory. 3rd ed. Burlington, Jones & Bartlett Learning, 2015, 6.
6) 前掲書1)．"定位的定義"．50-3.
7) マデリン M. レイニンガー．"カルチャーケアの多様性と普遍性理論"．看護理論集：より高度な看護実践のために．第3版．南裕子ほか訳．ジュリア・B・ジョージ編．東京，日本看護協会出版会，2013，320.
8) Wehbe-Alamah, HB. "Madeleine Leininger's Theory of Culture Care Diversity and Universality". Nursing Theories and Nursing Practice. 5 th. ed. Smith, MC. et al., ed. Philadelphia, F.A.Davis, 2020, 302.
9) 前掲書1)．"「文化ケア」理論の定義と理論の特質"．41.
10) 前掲書1)．"「文化ケア」理論の定義と理論の特質"．45-8.
11) 前掲書4)．"レイニンガーの文化ケアの多様性と普遍性の理論"．78.

第11章

レイニンガーの看護理論
文化ケアの多様性と普遍性
②実践編

✿ レイニンガーの看護理論のメタパラダイム

　　レイニンガーは、メタパラダイムの4つの概念を用いて看護を説明することには異議を唱えていますが、次のようにまとめることはできます。

- **人間**：多様な文化的背景をもつ存在。ケアリングする存在であり、他者のニードを知ることや健康や生存を気遣うことができる能力をもつ。
- **健康**：普遍的な概念と思われがちだが、それぞれの文化の信念、価値観、実践を反映する形で定義され、習慣化されているウェルビーイングな状態を指す。
- **環境**：環境的コンテキストとして捉えている。特定の物理的、生態学的（自然環境）、社会政治的、文化的な場において人間の表現、解釈、社会的相互作用に意味を与えるすべてのものを指す。
- **看護**：多様な文化をもつ人々や類似の文化をもつ人々に、3つのケアの意思決定と行為の様式である「文化ケアの保持／維持」「文化ケアの調整／取引」「文化ケアの再パターン化／再構成」を用いて、それぞれの文化に調和したケアを提供すること。

✿ レイニンガーの看護理論と看護過程

　　レイニンガーの看護理論では、サンライズイネーブラーをガイドとして、患者さんのもつ文化と矛盾しない調和したケアを、患者さんと共同して、いかに創造的に組み立てて実践するのかが焦点となっていました

ね。レイニンガーが明確化した文化人類学的アセスメントの原則や文化学的簡易アセスメントのガイド[1, 2]を参考に、看護過程のプロセスに照らし合わせてみましょう。

患者の文化に関する基本情報を収集する

「サンライズイネーブラー（Sunrise Enabler）」の上半分のプロセスに基づき、患者さんの文化の世界観や文化的・社会的構造の次元に関する情報を収集し、知識を深めます。

レイニンガーらの研究によって明らかにされた文化的価値観と文化ケアの意味と行為の特徴[3]や、日本看護科学学会の異文化看護データベースなどを用いて、患者さんの出身国の文化に関連する情報を多方面から収集するとよいでしょう。

患者からの情報を収集する

患者さんのケアと健康に関する文化的価値観、信念、生活習慣などの情報を収集します。特に繰り返されるパターン（行為や生活習慣など）や語りに着目し、患者さんにとっての意味を明らかにします。患者さんにとっては当たり前の行為であっても、「異なる文化の私たちにとってはそうでない」ということを伝え、患者さんにとっての意味やこだわりに耳を傾けることが重要です。

民間的ケアと専門的ケア・キュアについての情報を整理する

文化の多様性と普遍性を意識し、区別して整理します。

収集した情報をもとに導き出したケアのテーマを設定する

レイニンガーは「問題という表現は用いない。なぜなら単なる文化の相違を看護師が理解していないことから生まれている可能性があるからだ」[4]という理由で、「テーマ」として捉えます。テーマは、文化ケアの多様性、普遍性に関するものです。つまり、明らかになった多様性をもつその文化の民間的ケアの要素と普遍性をもつ専門的ケアの要素との相違点を明らかにし、看護としてかかわる必要のあるテーマを抽出します。

ケア計画の立案

テーマに関するケア計画を、相違点の程度によって、「文化ケアの保

持／維持」「文化ケアの調整／取引」「文化ケアの再パターン化／再構成」
という意思決定と行動にかかわる3つの様式のいずれを用いるかについ
て決定し、立案します。

実施・評価

　文化ケア理論の目的である文化に調和したケアにより、「健康または
ウェルビーイングな状態、ヒーリングの促進」、また「病や障害や死に
直面した際にも、安全で有益であると感じられたり、満足感がもたらさ
れたかどうか」を評価します。

事例に見るレイニンガーの看護理論

　それでは、事例について展開していきましょう[5]。

事例　患者のAさんは、中国吉林省の出身。30歳代、経産婦、妊娠34週。
1年前に中国で見合いをして、日本のB県の農家に嫁いできた。20歳
代後半で、中国にて男児を出産しているが、Aさんの両親が男児を中国で
育てている。

　1週間前の定期健診で、血圧140/90mmHg、尿蛋白（+2）が認められ、
妊娠高血圧性腎症の管理目的で入院した。夫の付き添いで来院したが、夫
は中国語が理解できず、Aさんは日本語が十分に理解できない状態である。
入院3日後、腎機能の悪化が認められたため、36週での帝王切開が予定さ
れ、通訳付きで医師から説明がなされた。

　まず、看護師は先ほど紹介した異文化看護データベースから、Aさ
んの出身国である中国の文化に関する基本情報を収集します（**図**）[6]。
次に、Aさんのケアと健康に関する文化的価値観、信念、生活習慣など
の情報を収集し、整理します（**表1**）。

　民間的ケアと考えられる内容を**図**にまとめ、文化に関する情報とA
さんの生活習慣や価値観を比較した結果を**表1**（太字部）に示します。
また、関連する専門的ケア・キュアとして、妊娠高血圧性腎症に対する
食事療法、分娩後の早期離床が考えられました。そのうえで、Aさんの

血縁関係・社会的因子
● 中国では重要な意思決定にあたって、家族で話し合うことが多い。そのため、家族内で相談する時間・空間づくりが大切となる。
● 家族内で重要な意思決定に関する権限を誰がもっているかに留意する。

保健医療制度・医療費に関する特徴
● 中国の医療は中医学に大きく影響されている。
● 特に日本と異なる点は診療料金の先払い制であり、医療費が発生するたびに支払いが必要となる。

食文化
● 中国の伝統的な食文化は「医食同源」といわれ、中医学では食事療法を重視している。
● 食材を利用して健康管理をしたり、病気の治療に使ったりすることがある。

医療サービスの特徴
● 中国の看護師の仕事は医療行為が中心なので、家族や雇ったヘルパーが身の回りの世話をする。
● 入院中の食事は病院食と持ち込み食の選択制のため、家族が食事の差し入れをすることがある。

食習慣
● 中国は食材の種類が豊富である。
● 冷たいものより、温かいものが好ましい。
● 濃い味付けが好みの中国人が多い。

清潔習慣
● 中国には毎日お風呂に入る習慣がない。
● シャワーでは水を大量に使わない。

妊娠・出産に関する価値観・行動
● 妊娠後期になったら、親が世話してくれることが多い。
● 胎児が大事にされるため栄養が過剰となり、体重の増加が基準値よりオーバーすることがよくある。
● 中国には、出産後1ヵ月間は身体を休めることに専念する産後ケアとして、「坐月子(ユエズ)」の習慣がある。

図 患者A(中国出身)に関連する文化的・社会的構造 (文献6より作成)

専門的ケア・キュアに対する発言や反応を **表1** (下線部)に示します。

また看護師は、これらの情報をもとに民間的ケアと専門的ケアの相違点を明らかにし、次のようなテーマを設定しました。

患者Aさんのテーマ
● 妊娠高血圧性腎症に関連した食習慣を調整する必要性。
● 分娩後の安静に関するケアの価値観を再構成する必要性。

第**11**章 レイニンガーの看護理論 ②実践編

表1 患者Ａのケアと健康に関する文化的価値観、信念、生活習慣、言語に関する情報

言語・コミュニケーション	●中国でお見合いをし、文化の異なる日本の農家に嫁いできた。日本の家族は中国語が話せない。日本語の日常の会話程度はできるようになったが、それ以外は理解することが難しい。 ●通訳を介して、自分の考えや希望を率直に表現する。
食事	●**冷水は身体に悪いのでとらない。湯ざましとお茶のみを飲用する。** ●**漢方薬も服用したいという。** ●<u>食事療法に対して、メニューにある中華食だけではなく、中国の野菜を使用した特別な食事を希望している。</u>
出産に関する価値観・行動	●**出産後１ヵ月間、栄養価の高いものを食べ、身体を休めることに専念する「坐月子（ユエズ）」の習慣を守りたい。** ●**出産後は、中国の実家から送ってもらう赤砂糖と粟、ゆで卵を食べるつもりだという。** ●<u>早期離床の説明について、「とんでもないと思っている」と繰り返し訴えている。</u>

※**太字**：民間ケア、<u>下線</u>：専門的ケア・キュアに対する反応

　上記2つのテーマにかかわる意思決定と行為の様式に基づき、計画を立案し、その反応を実施・評価したところ、**表2**のようになりました。

事例検討から学んだこと

　まず、繰り返された食事や安静に関する行為や語りの意味は、**図**のように文化の特徴に照らし合わせることによって明確になりました。そのうえで、民間ケアと専門的ケアの相違点を明らかにし、その程度によって3つの様式を選択し、進めることでテーマを解決することができました。

　レイニンガーは、これら3つの様式は新しく創造的なもので、多様な文化の人々にそれぞれ別の方法で援助を提供することができるといっています[7, 8]。つまり、「価値観や生活様式を大きく変更する」という方法だけではなく、「今のままでよいとする」「折り合いをつける」といった方法です。3つの様式に基づくケアを並行して意図的に用いることで、患者さんは「今のままでよい」という安心感や取引できる余地があることを実感します。そのことにより、価値観や生活様式の大幅な変更が必

表2 意思決定と行為の3つの様式を用いたケア計画

様式	ケア計画	反応・評価
文化ケアの保持／維持	正常分娩および良好な産褥となるように体調を整えることに協力して取り組む。 ●飲水量を確認し、お茶、湯ざましを飲用できるようにする。 ●分娩後の食事に関する本人の希望を取り入れられるかどうかを検討する。	●「温かいお茶、湯ざましを飲めるようになり、よかった」と言う。 ●分娩後、腎機能が改善したため、希望どおり赤砂糖、栗、卵の食事が2日間可能となった。
文化ケアの調整／取引	生活習慣を見直し、よりよい状態で分娩、産褥が迎えられるように、本人と話し合い、方法を検討し、適応できるようにする。 ●食事は中国の食品を取り入れたものを管理栄養士、家族と連携し、工夫する。 ●漢方薬も本人の希望を取り入れられるように、医師・薬剤師と連携し、工夫する。	●肝心なことは、通訳を通して説明することにしたため、協力して実施することができた。 ●食品、漢方薬は、すべてではないが、取り入れられるようになった。
文化ケアの再パターン化／再構成	ケアの価値観や生活様式を見直して修正し、再構成することに向けて、積極的に参加できるようになることを目指す。 ●分娩後の早期離床の意味とよい点をイラストにまとめ、理解して受け入れ、行動化できるように援助する。 ●家族に早期離床に対する文化的な相違があることを説明し、思いを受け止めながらも、回復のために早期離床に取り組めるようにサポートを求める。 ●早期離床時は、苦痛なくできるようにし、効果を実感できるように支援する。	●帝王切開手術で3,300gの男児を出産。その当日の離床訓練で、「中国だったら出産した人に優しくしてくれるのに、動けと言われてつらい……」と訴える。 ●夫の励ましもあり、そのサポートに応えようとし、前向きな態度が見られるようになった。 ●「パンフレットの早期離床の意味がようやくわかった」と言う。

要となる状況に向き合うという心の負担が軽減され、積極的に参加できるようになったと思われます。

今後に向けて

レイニンガーは、専門的なケア提供者とそのケアを受ける患者さんとの間に見られる文化的価値観の類似性と相違点は、世界中のどの文化においても存在すると指摘しています。それと同時に、看護師も自身の文化と

文化的価値観を十分に意識していることが必要であるともいっています。

あらためて、私たちが働き、住んでいる身近な地域について、世代間で見られる文化や価値観の変化も含めて考えてみましょう。「サンライズイネーブラー」をガイドにしてその変化を見直すことで、文化の多様性を生かした看護の実践につなげていきましょう。

POINT

- レイニンガーの看護過程は、「サンライズイネーブラー」をガイドとして展開する。
- 患者の文化に関する基本情報を収集する。
- ケアと健康に関する情報では、繰り返されるパターン（行為や生活習慣など）や語りと、それらの患者にとっての意味を明らかにし、テーマを抽出する。
- ケア計画は、患者と共同して立案する。
- ケアの意思決定と行為の3つの様式である「文化ケアの保持／維持」「文化ケアの調整／取引」「文化ケアの再パターン化／再構成」を用いることで、文化に調和するケアを創造的に組み立て、実践することができる。

引用・参考文献

1) Leininger, MM. et al. "Culture Care Assessments for Congruent Competency Practices". Transcultural nursing : Concepts, theories research and practice. 3rd ed. New York, McGraw-Hill, 2002, 117-31.
2) マデリン M. レイニンガー. "カルチャーケアの多様性と普遍性理論". 看護理論集：より高度な看護実践のために. 第3版. ジュリア・B・ジョージ編. 南裕子ほか訳. 東京, 日本看護協会出版会, 2013, 326-7.
3) マデリン M. レイニンガー. "文化を超えたケアの構成要素のリスト". レイニンガー看護論：文化ケアの多様性と普遍性. 稲岡文昭監訳. 東京, 医学書院, 1995, 190-207.
4) 前掲書3). "「文化ケアの多様性と普遍性」理論". 61-2.
5) 城ヶ端初子ほか. マデリン M. レイニンガーの文化的ケア理論に基づく看護援助に関する試論. 大阪市立大学看護学雑誌. 4, 2008, 11-9.
6) 日本看護科学学会. 異文化看護データベース. https://www.jans.or.jp/modules/committee/index.php?content_id=35（2024年8月閲覧）
7) McFarland, MR. et al. "The Theory of Culture Care Diversity and Universality". Leininger's Culture Care Diversity and Universality: A Worldwide Nursing Theory. 3rd. ed. Burlington, Jones&Bartlett Learning, 2015, 1-34.
8) 筒井真優美. "マドレン M. レイニンガー：文化ケアの多様性と普遍性". 看護理論家の業績と理論評価. 第2版. 東京, 医学書院, 2020, 193-211.

第12章

ワトソンの看護理論
ヒューマンケアリング理論
①基礎編

🔧 人としての尊厳を守るヒューマンケアリングの科学

　1970年代後半、医療の現場では、科学技術の目覚ましい発展や高度化に伴い、効率性、合理性など、経済優先の価値観が主流となっていました。ジーン・ワトソンは、医療のなかで看護が本質とするケアリングが隅に追いやられている状況を目の当たりにし、医学的な自然科学のモデルとは違う独自の看護学を開発する強い動機をもちました。それは、「人間科学」と「ヒューマンケアリング」を2つの核（コア）とした「実践の科学」としての「ヒューマンケアリングの科学」です。

　ヒューマンケアリングは、道徳的理念であり、世界中の人々の尊厳を守り、高める全人的ケアを実施することを目的としています。ヒューマンケアリングによって、患者さんと看護師は互いに心・身体・魂の調和や、自己成長・自己実現が得られ、患者さんのもつ自然治癒力（セルフヒーリング）を高めることができると考えたのです（図1）。ケアリングについては、皆さんもよくご存じの『ケアの本質』の著者である哲学者のミルトン・メイヤロフの影響を受けています。

　また、1997年にワトソン自身が、左目の視力を失うほどの大きな事故に遭い、長期間にわたり安静を余儀なくされ、その半年後には献身的に介護してくれた夫を亡くすという2つの出来事に出遭います。その間、多くの仲間からヒーリングのエネルギーを受けるとともに、自分自身のケアリング（ヒーリングプロセス）を体験し創造していたと振り返っています[1]。ワトソンは、ケアリングの提唱者であり実践者であると同時に受ける立場となるという体験をしたことになります。

183

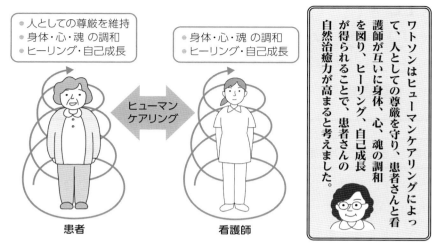

図1 ヒューマンケアリングによって患者・看護師にもたらされるもの

　その後の著書では、生老病死の真っただ中にあって、苦悩や痛み、人生や存在に意味を見出せない人々に対して、それまで以上に、愛や魂、主観性を重視した深いつながりについての考察を深めました。そして、トランスパーソナル（transpersonal）ケアリングとその関係を生み出す看護師としてのありようについて、10のカリタスプロセスとして具体的に表現し、実践できるよう、私たちに贈り届けてくれました。

　後述しますが、トランスパーソナルとは個人を超えた人間的つながりに到達すること、患者さんと看護師の主観的世界が相互に触れ合い一体となることを指します。また、カリタスとは、ラテン語由来で「大切にし、感謝し、特別な注意を払う」ということを意味します。

　ただ、ワトソンは、私たちが大切と考える目に見えないさまざまな現象を、形而上学や現象学、心理学に基づいて言語化しています。これは看護の本質として私たちが日々行っている実態や看護がかかわる現象を明確に言語化し可視化して主張しなければ、誰にも理解されず存在しないことと同じであり、専門職としても成熟できないというワトソンの強い熱意によるものです。ちなみに、形而上学とは、存在そのものや宇宙

の根本原理を探究する哲学の一分野のことです。物事の本質や真理、実存といった抽象的な概念を扱い、物理的な現象を超えた領域を考察しようとします。

さらに「意識、瞬間、エネルギー」については、量子物理学の考え方を基礎としているマーサ E. ロジャーズ、マーガレット・ニューマンなどの看護理論家の世界観を共有し、東洋思想など多様な考えを取り入れ理論を発展させ続けています。そのため、使われている用語が難しく、基礎となるさまざまな学問についての私たちの知識が追いつかないと、学習を中断することになりかねません。ですので、まずはワトソンの熱意を感じ取って、難しい用語にとらわれすぎず、ワトソンの理論の焦点と主な内容を学びとっていきましょう。

♧ ワトソンのメタパラダイム

ワトソンは、4つの看護の概念も形而上学や現象学などを基盤に捉えているので、先に確認しておきましょう。

- **人間**：尊厳をもち、唯一無二のかけがえのない存在で、心・身体・魂が一体化した統一体である。また、人間・環境・自然・宇宙・生きとし生けるもののすべてで構成される分離できない全体の一部として人間をみなしている。なお、魂という概念は、霊的なもの（geist）、スピリチュアルな自己（spirit）、内的自己（inner self）、あるいは人間の本質（essence of the person）を指しており、同義語として用いられている[2]。
- **健康**：主観的体験であり、心・身体・魂が統一され、調和している状態。これは病気のあるなしにかかわらず、知覚された自己と経験された自己がどの程度一致しているかということと関連している[3]。そのため、他者がどのように健康、不健康の状態を認識し、経験しているかが大切であり、ズレのような不一致の感覚がある場合、その意味を

探究している、見出そうとしていることを尊重する必要がある。

- **環境**：一個人に影響を与える直接的な環境と、宇宙のすべての次元である「世界」から捉えている。直接的な環境では、「ヒーリング環境」と「ヒーリング環境としての看護師」に重点を置く。

- **看護**：個人が不健康、苦悩、痛み、存在に意味を見出せるように、知識や技能をもって全人的なケアを行い、人間性、人としての尊厳、全体性を守り、高め、保持する。患者が高次の自己調和（心・身体・魂）を達成することによって、自己認識、セルフヒーリング、あるいは人生の意味についての洞察を深められるように、ケアリングのプロセスの共同参加者としてトランスパーソナルな関係を築き、手助けを行う[4]。

🍀 トランスパーソナルケアリングが行われる瞬間

　生老病死の真っただ中にあって、苦悩や痛み、人生や存在に意味を問う、そのような人間の尊厳性が脅かされている状況にある人に、どのようにケアリングを実践していくのでしょうか？　焦点となるのは、トランスパーソナルケアリングという個人を超えた関係であり、その瞬間であるというのです[5]。

　図2 に基づいて、まず、看護師と患者さんは、普段、過去・現在・未来をどのように生きているとワトソンが考えているのかを見てみましょう。

　看護師と患者さんには、各人が独自に知覚し、経験してきた生活史である「原因となる過去」があります。現在は、それぞれの「現象野」のなかで、「現在という瞬間」を生きています。この「現象野」は、その人しか把握することができない主観的な世界であり、現在の状況を知覚しいかに反応するかを決定する枠組みのことと捉えています。看護師と患者さんの図は、各人が「原因となる過去」を「現在という瞬間」に組み込んで、それぞれの未来を方向づけていくさまを表しています。

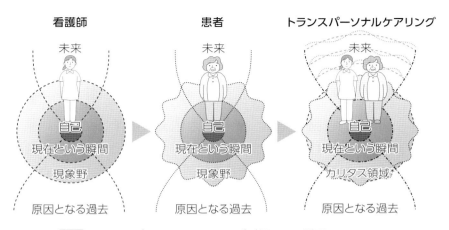

図2 トランスパーソナルケアリングが行われる瞬間 (文献5より作成)

　この2人が、看護師-患者としてどのように出会うとトランスパーソナルケアリングが行われる瞬間となるのでしょうか？

　まず、看護師が相手である患者さんの「現象野」に入り込み、相手の主観的な世界である内的自己のありようを理解し、看護師の主観的な世界である自己でそれを感じとって、患者さんの感情を映し出し、それを表現し患者さんのありように応答します。すると、看護師と患者さんの心の奥底、魂の深い部分で、主観的な流れが行きかい、つながり一体化するという「間主観的な関係」が築かれます。すなわち、個人を超えたトランスパーソナルケアリングという関係が、この瞬間から始まるのです。患者さんは、その関係のなかで、内的な不調和をうまく放出できるようになり、自分の心が感じる真の感情（苦悩や恐れ、憤りなど）や欲求をありのままに出せるようになります。

　この瞬間、患者さんと看護師のそれぞれの現象野よりもはるかに大きなエネルギーをもつ新しい現象野である、「カリタス領域（Caritas Field）」が生まれ、2人がともに入り込むことによって、心・身体・魂の調和を得られるというのです。そして、このカリタス領域は患者さんと看護師が互いに影響を与え合うことで、その規模と奥行きを増しつ

つ、未来に向けて波のように広がっていくといわれています。

　また、この瞬間はある時点のみのかかわりではなく何度も現れ、その2人の関係は永続的に続いていくことになります。さらに患者さんだけではなく、その家族にも影響を及ぼします。このトランスパーソナルな関係は、時間をかけるから成り立つのではなく、瞬間に生まれ、しかもそのきっかけを看護師がつくることができるというのです。

　つまり、看護師は、次の瞬間から人とどうかかわっていくのかを選択できるし、このケアリングを生み出す瞬間を看護師はもっているということです。その瞬間が生まれるのは、次の条件がそろったときです。

- 人間の尊厳を守り高めようとする道徳的な熱意。
- 患者の主観的意味を積極的に認める意思。
- 患者を一瞬であっても見て、感情や内面の状態を感知し、スピリットとスピリットでつながろうと努力すること。
- 患者の心身の状態を見極め、それを表現し、その状態に心を向けること。

　上記に加えて、さらに看護師自身の生活史、看護師が生き抜いてきたなかでの感情や経験、さまざまな状況で体験してきた他者の感情や苦痛を心に描いてきたことから得たものを追加しています[6]。看護師の人間としての経験が、すべてケアリングに生かされるということですね。

❀❀ ヒューマンケアリング理論のコアである10のカリタスプロセス

　次に、カリタスプロセスは、ヒューマンケアリング理論の核心であり、理論を言語化したものであることから、理論全体の原理を提供できるといっています。それはまた、私たちが看護師として行っている実践と、そこにかかわるさまざまな現象を表す言葉でもあると強調しています。

　当初は10のケア因子[7] と呼んでいましたが、2008年からはカリタスプロセス[8] へと改められています。その理由は、自分自身の進化と理論

の将来の方向性[9]によるのだといっています。カリタスは、ラテン語由来の言葉で「大切にし、感謝し、特別な関心を払うこと、また愛情関係でなくても、非常に高潔で、本当に貴重なもの」を意味します。

　ケア因子とカリタスプロセスの対比を **表1**[7~11]に示しました。カリタスプロセスは、10のプロセスを統合して用いることが重要で、段階的に取り組むのではなく、ある場面では一つが前面に出てほかは後面で控えているというイメージで用いると説明しています[10]。では、カリタスプロセスを具体的に見ていきましょう[8~11]。

表1 10のケア因子（オリジナル）とカリタスプロセス (文献7~11より作成)

	10のケア因子	カリタスプロセス	
①	人間主義的・利他的価値観の形成	抱擁する (embracing)	自己と他者への親愛・思いやりと心の平静さをもって、実践する。
②	信頼と希望の注入	鼓舞する (inspiring)	信頼と希望をもてるようにする。真正にそこに存在する。
③	自己および他者に対する感受性の育成	信頼する (trusting)	自己と他者への感受性、自己のスピリチュアルな実践を磨く。
④	援助し、信頼しあうヒューマンケアリング関係の発展	育む (nurturing)	真正な信頼に基づくケアリング関係を発展させる。
⑤	肯定的感情と否定的感情の表出の促進と受容	許す (forgiving)	肯定的感情と否定的感情の表出を可能にする。他者の話を傾聴する。
⑥	科学的な問題解決法を系統的に活用するケアリングプロセス	深める (deepening)	創造的な問題解決のケアリングプロセスを深化させる。
⑦	関係のなかでの教育-学習の促進	バランスをとる (balancing)	関係性のなかでの教育-学習、内的主観的意味に基づくコーチング。
⑧	心的・物理的・社会的・スピリチュアルな環境からの支持・保護・矯正の提供	共同創造する (co-creating)	ヒーリング環境を創造する。カリタスフィールドであること／になること。
⑨	基本的ニードの充足とその援助	務める (ministering)	聖なる行為として基本的ニードを支援する。
⑩	実存的-現象学的な力の受け入れ	開く (opening)	実存的でスピリチュアルな未知のもの、神秘と奇跡の許容。

第**12**章

ワトソンの看護理論 ①基礎編

189

①抱擁する（embracing）：自己と他者への親愛・思いやりと心の平静さをもって実践する

　自分と他人に対して、親愛・思いやりと心の平静さをもって実践します。他者に対してケアリング意識をもって、人間としての尊厳を守るよう努力し、相手のことを先に考える利他的な価値観をもって行います。同時にケアリングの基本を自分に対して行えることが重要です。

　心の平静さをどのような状況でも保てるようするには、どうすればよいのでしょうか？　ハートセンタリングという一呼吸おいてゆっくり深呼吸をし、自分の心の中心にやさしさと思いやりを置くように意識して行うなどの方法が「カリタスリテラシー」として開発されています。

②鼓舞する（inspiring）：信頼と希望をもてるようにする。真正に（心を込めて）そこに存在する

　「真正にそこに存在する（presence）」とは、身体、心、感情、そして精神を他の人のために完全に存在させるという意識的な利他行為のことです。本当の意味で今ここにいる、そして「自分」ではなく、「相手」の考え方の枠組みの中にとどまってその場にいることを指します。そのことが、他者の信念体系や主観的で内面的世界とつながり、価値観やさまざまな感情を尊重し維持できるような働きかけとなります。これらの行為は、信頼や希望を生み出し、患者の自然治癒力、セルフヒーリングを鼓舞する源になるというのです。

③信頼する（trusting）：自己と他者への感受性、自己のスピリチュアルな実践を磨く

　自己の感情を認識し感受性を磨くことは、自己受容や自己実現につながるだけでなく、相手の感情や内面の状態を敏感に正確に感じ取る能力となり、信頼を生み出します。自己のスピリチュアルな実践とエゴ（利己）を超えたトランスパーソナルな自己を磨きます。

④育む（nurturing）：真正な信頼に基づくケアリング関係を発展させる

　助け合い、信頼し合う真正なケアリング関係を築き、持続させます。

まさにトランスパーソナルケアリングが行われる瞬間を生み出す条件を用いながら関係を育てていきます。

⑤**許す（forgiving）：肯定的感情と否定的感情の表出を可能にする。他者の話を傾聴する**

　肯定的感情と否定的感情の表出を助け、それらを受け止め支持することです。心を傾けて「その人にとっての物語」を真正に聴き、しかも自分は沈黙を守って、深い魂のつながりを感じながらそこにいることが、いちばんのヒーリングになるといっています。

⑥**深める（deepening）：創造的な問題解決のケアリングプロセスを深化させる**

　ケアリングプロセスを通して、問題だけではなく、よいところや強いところにも目を向ける創造的な問題解決・解決策を探究します。そのためには、自分がプロとしてもっている自己のすべてを使い、知ること（knowing）、存在すること（being）、行うこと（doing）、なること（becoming）のあらゆる方法を用いて創造的にかかわろうとすることが求められます。変幻自在に解決策を繰り出すさまはアートであり、ケアリングプロセスを深化させます。

⑦**バランスをとる（balancing）：関係性のなかでの教育-学習、内的主観的意味に基づくコーチング**

　トランスパーソナルなケアリング関係のなかで教育-学習にかかわることです。「こうあるべき」というところから学習が始まるのではなく、その人の内的主観的な意味や考え方の枠組みのなかにとどまって、細心の注意を払い、かかわります。健康-不健康に関する意思決定に関して、自己を知り、情報を得たうえで意思決定できるように働きかけます。また、自己をコントロールし、ウェルビーイングを促進できるように、教育-学習関係のバランスをとりながらコーチングします。

⑧**共同創造する（co-creating）：ヒーリング環境を創造する。カリタスフィールドであること／になること**

　環境には物理的非物理的があり、エネルギーと意識が繊細に作用する

第**12**章

ワトソンの看護理論　①基礎編

場です。その環境があらゆるレベルで、ヒーリング環境となるよう多職種とも共同して創造することが求められます。そこには、全体としてのまとまりや美しさがあり、安楽、安全、尊厳、平和が守られています。

　看護師自身も環境であり、そこに存在することによってヒーリング環境になります。私たちの存在のありようはケアを受ける人に伝わります。看護師は、患者さんの生命に対して、活力を与える存在から怒りや絶望を招く存在にまでなりうるというのです。ワトソンはHalldorsdottirの研究結果を参照しながら、説明しています（**表2**）[12]。

　ヒーリング環境となるには、思いやりや寛容、慈愛などによる高い波動数をもつエネルギーを発信し、受け取るバイオジェニックになること、すなわちトランスパーソナルケアリングの関係が求められます。そのためには、心を静めて一息つき、ともにいる場の雰囲気を読み、エネルギーに満ちたカリタスフィールドであるよう、またはそうなることができるように努めます。

⑨務める（ministering）：聖なる行為として基本的ニードを支援する

　基本的ニードの援助は、患者さんに直接に触れ、恥ずかしさを伴うプライバシーにかかわる行為であるため、他者の心・身体・魂に触れる聖なる行為として捉えています。具体的には、食物・水分、排泄、呼吸、

表2 ケアリングしないこととケアリングすることの分類 （文献12より作成）

ケアリングしないこと(uncaring)	バイオシディック	生命を破壊する。怒り、絶望を招き、ウェルビーイングを減少させる。
	バイオスタティック	生命を抑制する。患者は看護師を冷たいと感じ、厄介なものとして扱われたように感じる。
	バイオパッシブ	生命にとって可もなく不可もない。患者は看護師を冷淡で、自分に無関心であると感じる（ただ仕事をしているだけ）。
ケアリングすること(caring)	バイオアクティブ	生命を維持する。古典的な看護師-患者関係で見られるもので、看護師は親切で、患者に関心をもち、情を込めて患者に対応する。
	バイオジェニック	生命を付与・授受する関係にある。人から人への最高レベルのケア、看護師と患者の双方が活力を与え合う。トランスパーソナルケアリングの関係。

活動と休息、セクシャリティと親愛、達成（自己効力感、自己概念など）、所属、自己実現・スピリチュアルなニードなどが、基本的ニードとして挙げられています。

　ケアのすべての局面において、心・身体・魂が一体となるような調整と、その人の全体性を強化するよう敬意を込めて務めることは、ヒューマンケアリングの本質的要素を提供することになるというのです。

⑩開く（opening）：実存的でスピリチュアルな未知のもの、神秘と奇跡の許容

　私たちは、すべてのことに対して予測し、対応できるわけではないので、未知のものや不確実なものに心を開くことが必要になります。スピリチュアルで実存的なもの、他者にとって意味あるものに敬意を示し、生と死、そのすべての間で起こる神秘や奇跡に立ち合い、神聖なものに心を開き、受け入れることが大切になります。ここでいう奇跡とは、予想を超え、予測の範囲内で起こる通常の出来事を超えた何かが起きる可能性のことです。

🌸 まとめ

　ワトソンは、ケアリングは新たに何かをすることではなく、「今、看護師としてしていること」「これまで、看護師としてしてきたこと」の意味について、ケアリングのプロセスを学び内省することで、あらためて理解し、新たに価値づけることができるといっています。

　例えば、「看護師として成長した体験を自分の言葉で説明することは難しい」と思っていたことが、カリタスプロセスをたどることで思い出されたのではないでしょうか。苦悩し、揺らぐ患者さんとただそこにともにいたことの意味、基本的ニードを一心に援助したことによって、心と魂が一体化する瞬間を感じとることができたこと、「あと何日」という状況で、奇跡が起き、皆で感謝した出来事などといった体験です。

　そのようなプロセスを経て、自分自身が日々の実践で大切にしてきた、

第12章　ワトソンの看護理論①基礎編

193

譲れない思い、患者さんや家族に対峙（たいじ）する際のあり方そのものが可視化され、確かに自分のなかに位置づけられることを学びとることができます。それらを今度は、ケアリング意識をもって意図的に実践することで、専門職として新たな次元を切り開いていくことができるようになるというのです。看護師の人間的成長を導く可能性を広げることが、この理論の大きな特徴といわれています。どのように感じられたでしょうか？

POINT✏

- ヒューマンケアリングは、道徳的理念であり、世界中の人々の尊厳を守り、高め、維持する全人的ケアを実施することを目的とする。
- 看護師自身がまず自分自身に対してケアリングができることが重要である。
- トランスパーソナルケアリングが行われる瞬間は、個人を超えてつながり、相手の主観的な世界であり考え方の枠組みである「現象野」のなかにとどまり、今ここに確かにいるという「真正な存在のあり方」において成立する。
- 10のカリタスプロセスは、ヒューマンケアリングの理論のコア（核心）である。看護師のあり方を問い、ケアリング意識をもってこれらを実施することで、看護師自身の人間的成長の可能性を広げる。

引用・参考文献

1) ジーン・ワトソン. "前書き". ワトソン21世紀の看護論：ポストモダン看護とポストモダンを超えて. 川野雅資ほか訳. 東京, 日本看護協会出版会, 2005, ⅷ.
2) ジーン・ワトソン. "看護の主題としてのヒューマンライフ".ワトソン看護論：ヒューマンケアリングの科学. 第2版. 稲岡文昭ほか訳. 東京, 医学書院, 2014, 83.
3) 前掲書2). "看護の主題としてのヒューマンライフ". 87.
4) 前掲書2). "理論の構成要素と用語の定義". 95-103.
5) 前掲書2). "理論の構成要素と用語の定義". 103-9.
6) 前掲書2). "トランスパーソナルケアリングという関係". 111-3.
7) トメイ・AM. ほか. "ジーンワトソン". 看護理論家とその業績. 第3版. 都留伸子監訳. 東京, 医学書院, 2004, 152-71.
8) Watson, J. Nursing : The Philosophy and science of Caring (revised ed). Boulder, University Press of Colorado, 2008.
9) ジーン・ワトソン. "ヒューマンケアリング理論とは何か". ワトソン博士のヒューマンケアリング理論が看護を変える. 中島オリソン緑監訳. 東京, 学研メディカル秀潤社, 2022, 10-25.
10) ジーン・ワトソン. ヒューマンケアリングの実践と教育. 月刊ナーシング, 40(7), 2020, 89-115.
11) 前掲書2). "ヒューマンケアリングの本質と看護におけるケアリングの価値". 64.
12) 前掲書2). "ヒューマンケアリングの本質と看護におけるケアリングの価値". 61-2.

第**12**章

ワトソンの看護理論
ヒューマンケアリング理論
②実践編

❖ ワトソンの看護理論と看護過程

　ワトソンの看護の目標は、人としての尊厳を守り、心・身体・魂の調和を達成することであり、そのためにカリタスプロセスを用いてトランスパーソナルな関係を築くこと、つまり全人的ケアを行うことです。ワトソンは、ワトソンの看護理論を用いた看護過程について具体的には示してはいません。この看護の目標を達成するために、看護過程の展開の試案を**表**のように示します[1~4]。

表 ワトソン看護理論の看護過程への適用

看護過程の段階	内容
アセスメント	内的な自己、魂やスピリチュアルな自己にかかわる情報を収集する。 • 心・身体・魂の不調和の有無。 • 知覚している自己と経験している自己との不一致の有無。 • 大切にしたい、意味があると思っている人間関係や活動が今の状況でどの程度影響を受けているのか。 • 今までの生活史のなかで培われてきた信念や価値観は何か。 • 人として尊厳が守られているか。 • 未充足な基本的ニードと患者にとっての意味や捉え方はどうか。 ※患者の否定的な感情を含めた主観的な思いや価値観を引き出すためには、カリタスプロセスを踏まえた真正に存在する看護師のあり方やトランスパーソナルな関係が基盤となる必要がある。
看護診断	• 不調和や不一致を示す反応と原因・誘因の明確化。 • 基本的ニードの未充足状態の全容と原因・誘因の明確化。
看護計画	カリタスプロセスに基づき、全人的なケア計画を立案する。 • 心・身体・魂の調和を達成するための計画。 • 必要な基本的ニードの実施計画。 • 教育-学習に関する内的主観的意味に基づく、コーチングの計画。 • ヒーリング環境を整えるための計画、多職種との連携に関する計画。

表 ワトソン看護理論の看護過程への適用（続き）

看護過程の段階	内容
実施	計画に基づき、関係性を基盤に実施する。 プロとして自己のすべてを使い、あらゆる方法を用いて、創造的にかかわる。
評価	実施内容について、主に次の視点から評価する。 • 心・身体・魂の統一と調和が図れたか。 • 主観的な不一致がこれでよいと思える状態になったか。 • ヒーリング環境を整えることができたか。ヒーリング環境になることができたか。 • 全体として患者の尊厳性を守り維持することができたか。

❖ 事例に見るワトソンの看護理論

まずは事例を見てみましょう。

> **事例** 患者のAさんは、70歳代後半・女性。一人暮らし。娘が車で30分程度のところに住んでいる。診断名はC型肝硬変（非代償期）、肝細胞がん、肝性脳症。既往歴は、食道静脈瘤破裂、脊髄小脳変性症、高血圧。治療としてアルブミンの補充やアミノレバン®の服薬、および排泄のコントロールを行っている。日常生活動作（ADL）は、ふらつきが見られるために、ポータブルトイレやシャワー浴の介助はあるが、自分でできることを維持し、向上できるように援助を行っている。
>
> 症状が安定し、退院に向けての援助が本格的に行われることになった。退院については、独居であることから、「自宅へは早く帰りたいが、自分でやっていけるか不安だし、またすぐ悪くなって入院するのではと不安」と訴えている。

看護師Bは、肝性脳症や症状悪化に対する不安に対して、パンフレットに基づいて説明する機会を設けました。しかし、Aさんの反応は乏しく、何か心に引っかかっているかのような表情をしていました。まず、退院に向けてその心の内を知るために、トランスパーソナルケアリング

の瞬間を生み出すきっかけをつくろうと考えました。

　そこで、真正にそこに存在するということ、Aさんの主観的な世界にとどまれるようにすること（カリタスプロセス②）、Aさんの心に引っかかっている真の感情とは何か、否定的な感情の表出を可能にするように傾聴すること（カリタスプロセス⑤）ができるようにしました。寒い日が続いていたため、足浴を計画（カリタスプロセス⑨）し、落ち着いた環境のなかで試みることにしました（参照〈**基本編**〉）。

トランスパーソナルケアリングの瞬間

　足浴のすすぎ湯のときに、Aさんは、次のように語りました。

「インターフェロン治療をあのとき受けていれば、肝硬変の進行、肝がんの発生は防げたのではないかと後悔しています。子育てがまだ終わっていなかったこと、高熱と強いだるさの副作用に耐えられるのか、またその頃は効果もまだ不確実だったことなど、悩んだ末に受けませんでした……」

「過去のことなのに、後悔の念ばかりが浮かんできます。そうすれば、子どもにも心配や負担をかけなくてもよかったのに……」

　このように真の感情を吐き出し、静かに涙を流したAさんに対して、看護師Bは後悔ばかりしている気持ちと、「これ以上娘に迷惑や負担をかけず過ごしたい」という内なる思いを感じとり、それらの思いを確かに受け止めたということを伝えました。

　ワトソンは、トランスパーソナルケアリングの行われる瞬間を、看護師と患者さんの心の奥底、魂の深い部分（現象野）で、主観的な流れが行き交い、つながり、一体化するという間主観的な関係として説明していましたね。まさにそのような瞬間となり、Aさんと看護師Bの間にカリタス領域（Caritas Field）が生まれ、未来に向けてともに歩むことになりました（**図**）。

　さらにAさんは、次のように話しました。

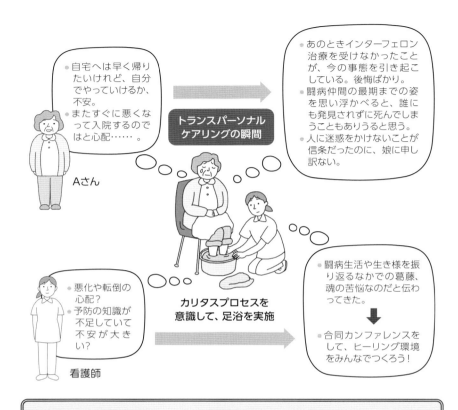

トランスパーソナルケアリングが行われた瞬間の後に表出された患者さんの思い、心に沁みてきますね。
その瞬間を生み出すために、カリタスプロセスを幾重にも重ねて準備を周到にし、実践につなげていきましょう。

図 トランスパーソナルケアリングの瞬間前後における思いの変化

「この病気では、最後は腹水や黄疸、肝性脳症など、苦しんで亡くなった人を何人も見てきました。緊急時の対応が遅れると、一人暮らしなので誰にも看取られず、死んでしまうこともありうると思います」
「今までできるだけ人に迷惑かけないことを大切にして生きてきたけれ

ど、情けない。娘の負担が大きくなるばかりで……。施設への入所は経済的理由で考えていません」

このような発言から、これからのことを今までの経験や知識をもとに心配し、苦悩していることが明らかになりました。

アセスメント

Aさんは、退院に対しての具体的な不安だけではなく、今までの人生と闘病生活を振り返り、その意味を問い、これからの闘病生活にも苦悩を抱えていることがわかりました。

〈アセスメントの内容〉

- 「インターフェロン治療を受けない」と決断した「経験した自己」としての過去の自分と、「あのとき受けていれば、今とは状況が違ったのではないか」という「今知覚している自己」としての現在の自分との間に、不一致がある。そして、そのことが「心・身体・魂の不調和」となり、後悔の念にさいなまれているという状況を引き起こしていると考える。
- インターフェロン治療を受けないと決断した過去が、現在、未来の闘病生活に影響を及ぼし、今まで以上に娘に迷惑や負担をかけるのではないかと心苦しく思っている。

一方で、翌日のAさんとの会話から、看護師BはAさんが退院後の一人暮らしの生活を安心・安全に送りたいという思いをもっており、入院前に訪問介護サービスの担当であったヘルパー Cに引き続き担当してほしいと希望していることもわかりました。

看護診断

アセスメントの結果、看護師Bは知覚している自己と経験している自己の不一致があると判断し、看護診断として「過去の治療の意思決定、および闘病生活、娘への介護負担からの影響による苦悩」を挙げ、心・

身体・魂の調和が得られるように取り組むことにしました。

看護計画立案

　看護師Bは、目標を「過去にとらわれている思いから少しでも解放され、未来へ向けての希望をもつことができるようにする」と設定し、以下の計画を立案しました。

〈**看護計画の立案内容**〉

- 合同カンファレンスを開催し、ヒーリング環境をつくる。
- 食、排泄のニードの未充足による症状悪化に対する自己コントロール力をつける。
- 転倒の危険や緊急時の対応の遅れなどがないように、物理的、人的な側面から環境を整える。

実施

　合同カンファレンスを実施しました。参加メンバーは、主治医、管理栄養士、理学療法士、ケアマネジャー、ヘルパー C、そして家族である娘です。カンファレンスの目標は、「Aさんが今抱えている苦悩に寄り添い、退院後の一人暮らしの生活を安心・安全に送りたいという希望を支えること」「Aさんが少しでも充実した生活を送れるようになるために、それぞれの職種に何ができるのか、どのようなマネジメントが可能なのか」といったことを話し合うこととしました。

　それぞれのメンバーには、事前に短時間でしたが、主な役割についてメールと電話で打ち合わせを行いました。その際、主治医にはAさんが決断した時期も含めたインターフェロン治療の意思決定をめぐる現状や課題、ケアマネジャー、ヘルパー Cには地域資源として組み合わせ、毎日誰かが訪問することが可能となるプランの提案、また管理栄養士、理学療法士には、悪化予防や生活上の具体的な工夫について聞きました。さらに娘には、今後予測されるであろうことを説明し、不安なこと、家族でできる範囲、負担および励みとなっていることなどについてうかが

い、家族にしかできないことをしてほしいと伝えました。

結果・評価

　合同カンファレンスを実施した後のAさんの反応として、次のような発言が見られました。

- 「どちらを選んでもどうなっていたかはわからないこと、しかしどちらか一つしか選べないこと、不確実なことが多いからこそ希望をもって生きることができること、自分の死にゆくさまをとおして、"老いるとは"、"生きるとは"という人としての根っこのことが娘や孫へ伝わり学ぶ機会にもなることを、カンファレンスや看護師さんが今まで受けもった患者さんから学んだことをとおして教えてもらいました」
- 「後悔ばかりしていましたが、皆さんからいただいたさまざまなアイデアを生かし、迷惑もかけながらですが暮らしていきたいと思います。カンファレンスではこれからの生活について、皆さんが本気で私のことを考え支えたいという強い熱意が感じられて、うれしかったです。何よりも大きな贈り物です」

　この言動のなかに、カリタスプロセスのさまざまな要素が看護師Bを含む合同カンファレンスのなかに確かに存在し、Aさんにも伝わっていたことがわかります。

今後に向けて

　ワトソンの理論はいかがでしたでしょうか。日々の実践のなかに、カリタスプロセスを意識して持ち込むことで、看護師として、大切にしたいこと、すべきことを明確にした実践となり、方向性が定まるということが見えてきたのではないでしょうか？ 理論を実践に活用し、立ち止まって理論を用いながら内省することを積み重ねていただきたいと思います。

POINT

- 看護師は、トランスパーソナルケアリングの瞬間のきっかけをつくり、生み出すことができる。その瞬間を生み出すためには、カリタスプロセスを幾重にも重ねた周到な準備が必要である。
- 内的な自己、魂やスピリチュアルな自己にかかわる情報を収集し、心・身体・魂の不調和や不一致を示す問題を抽出し、カリタスプロセスに基づき、全人的ケアを実施し評価する。
- 看護師がヒーリング環境になること、組織として協働し、ヒーリング環境を創造することは重要である。そのきっかけを合同カンファレンスなどでつくることができる。

引用・参考文献

1) ジーン・ワトソン. "看護の主題としてのヒューマンライフ". ワトソン看護論：ヒューマンケアリングの科学. 第2版. 稲岡文昭ほか訳. 東京, 医学書院, 2014, 81-93.
2) ジュリア・B・ジョージ編. "Jean Watson：トランスパーソナルケアリング理論". 看護理論集：より高度な看護実践のために. 第3版. 南裕子ほか訳. 東京, 日本看護協会出版会, 2013, 371-97.
3) ジーン・ワトソン. ワトソン博士のヒューマンケアリング理論が看護を変える. 中島オリソン緑監訳. 東京, 学研メディカル秀潤社, 2022.
4) ジーン・ワトソンほか. ヒューマンケアリング理論とは何か：ワトソン博士が語る臨床・教育の場におけるヒューマンケアリングの実践. 月刊ナーシング. 40(4), 2020, 56-67.

おわりに

　今回、改訂3版を皆さんにお届けするにあたり、あらためて多くの看護の理論家が、理論開発、実践に適用、研究で検証、理論の改訂のサイクルを繰り返し、80～90歳代になっても継続し、また亡くなった後もその仲間や教え子たちが、その志を引き継いで看護学の発展に精力的に尽力している情熱に触れられました。この機会を与えられたことを感謝しています。

　さて、25年前の初版で、城ヶ端初子先生は、皆さんにこの本の感想として「看護理論は難しいと思われましたか？ それとも、看護実践に役立てる方向が見えましたか？」と問われていました。今回は、どのように思われたでしょうか？

　理論と実践はいつも表裏の関係にあり、いずれが欠けても看護になっていきません。そうなのです。「看護は実践の科学」ですから、理論と実践の一体になった関係がどうしても必要になってくるわけです。しかし、そのことの大切さや意味はわかっていても、なかなか実感として捉えられないというご意見が多いのも事実です。今回もできるだけ具体例を入れ、理論と実践が結びつくように心がけました。

　読者の皆さんが、理論と実践のつながりから理論の大切さを実感として理解していただけたとしたら、筆者としてこれ以上の喜びはありません。皆さんにわからないということがあったとしたら、それはひとえに皆さんにわかっていただくことができなかった私たちの責任です。本書を読まれたら、ぜひ皆さんの声をお寄せください。それを手がかりにしてこれからも看護理論と実践の接点を求めながら、学習と改訂を重ねていきたいと思っております。

　最後に、城ヶ端先生は、看護一筋に15歳から60年にわたり歩み続けてこられ、後に続く者たちに大きな足跡を残してくださいました。また、亡くなる直前まで、この本の執筆やナイチンゲール研究会の活動に熱意をもって取り組まれていました。先生から限りないたくさんの贈り物をいただいた私たちは、それぞれの場でバトンを受け継ぎ、看護に真摯に向かい合い、歩み続けていくことでしょう。その一助にこの本がなりますよう、心より願っています。

　ありがとうございました。

樋口京子

索引

あ 行

アート ························· 64, 162, 191
アイデンティティの出現 ················ 121
依存的ケア ························· 106
一人前（レベル） ···················· 156
一部代償的システム ················· 109
エネルギーの場 ···················· 74, 77

か 行

開拓利用の段階 ············· 48-49, 54, 57
概念 ························· 26-27
開放システム ···················· 87, 96
開放性 ···························· 74
カリタスプロセス ·········· 188-189, 195,
　　　　　　　　　　　　　　　197-198, 201
環境の13要素 ······················ 35
看護師-患者関係 ·········· 46-48, 54, 192
看護システム理論 ··················· 108
看護実践 ··············· 10-11, 152-155
看護実践における領域と能力 ······· 157-159
看護理論 ·················· 11, 14, 25
看護理論の発展過程 ·················· 17
関連刺激 ························· 138
技能習得モデル ···················· 155
基本的ニード ··· 29, 61-63, 68, 106, 139, 192
共感 ························· 121-122
共同創造する ···················· 189, 191
共鳴性の原理 ···················· 75-77
ケア ·············· 167-169, 188-189
ケアリング ········· 162-163, 169, 191-192
ケアリング理論 ·········· 19, 183, 195
経験 ···························· 165
健康逸脱に対するセルフケア要件·· 106, 115
コーピングプロセス ················· 136-137
個人間システム ·········· 89-91, 96, 98-99

個人システム ················· 89-90, 98-99
個人的自己 ························· 140-141

さ 行

最初の出会い ············· 121-122, 128-130
再パターン化 ·········· 81, 84, 174, 181
残存刺激 ···················· 138, 144-145
サンライズイネーブラー ········· 170-171, 177
自己概念様式 ········· 136, 140-141, 147-148
支持・教育的システム ·············· 109-110
システム論 ························· 17
自然治癒力 ···················· 34, 183
実践的知識 ···················· 152, 154
実践理論 ···················· 19-20, 23
社会システム ················· 87-89, 91, 99
障害 ···················· 92-93, 138-139
焦点刺激 ··············· 138, 144-145, 149
初心者（レベル） ···················· 155
新人（レベル） ················· 155, 163-165
身体的自己 ················· 136, 140, 147
生理的様式 ·········· 136-137, 139, 145-147
セルフケア ······················· 103, 105
セルフケア・エージェンシー ········ 104-105,
　　　　　　　　　　　　　　　　107-108
セルフケア不足 ············· 29, 104-105, 113
セルフケア不足理論 ················· 103-104
セルフケア要件 ···················· 106-107
セルフケア理論 ···················· 103, 105
全代償的システム ················· 108-109
前提 ···························· 26
専門的ケア・キュア ········· 172-173, 177-180
相互依存様式 ·········· 137, 141, 147-148
相互行為 ···················· 87, 91, 94
相互作用論 ························· 17
相互浸透行為 ···················· 91, 93-94

204

総次元性 ······················· 75

た 行

代償 ·························· 138
大理論 ······················ 19, 23
達人（レベル）··········· 152, 155-156
力（パワー）構成要素 ··········· 110, 116
中堅（レベル）············· 156, 163-165
中範囲理論 ·············· 19-20, 23-24
調節器 ····················· 135-136
治療的セルフケア・デマンド ······· 104, 107
治療的人間関係 ··················· 29, 47
適応 ················ 29, 133-134, 150
適応システム ············· 134-135, 142
適応様式 ················ 136-137, 139
適応レベル ················· 137-138
同一化の段階 ·············· 48, 54, 56
同感 ···················· 122-123
統合 ···················· 138-139
統合性の原理 ················· 76-77
トランスパーソナルケアリング ······ 186-187,
196-198

な 行

ニード論 ·················· 17, 61, 106
人間対人間の関係 ··········· 120-123, 131
認知器 ····················· 135-136

は 行

パターン ················ 75, 82, 171-172
発達的セルフケア要件 ················· 106
ヒーリング ···················· 183-184

ヒーリング環境 ············· 191-192, 200
ヒューマンケアリング ······ 29, 183-184, 188
皮膚の内側 ····················· 63
病気や苦難 ·············· 120, 124, 129
複合的過程 ····················· 139
普遍的セルフケア要件 ············· 106, 116
文化 ······ 13, 167-168, 170-171, 173, 177, 180
文化ケアの多様性と普遍性 ········· 169-173
文化的価値観 ········· 170-171, 177-178, 180
文化に調和するケア ··········· 169, 171-173
方向づけの段階 ················· 48, 54-55
ホメオダイナミクスの原理 ··········· 75, 77

ま 行

民間的ケア ·············· 171-174, 177-179
命題 ······················ 26
メタパラダイム ················· 26-27
メタ理論 ·················· 18-19, 23
目標達成理論 ······ 87-89, 92-93, 97-98, 101
問題解決の段階 ············· 48-49, 54, 58

や 行

役割機能様式 ········· 137, 140-141, 147-148
ユニタリ・ヒューマン・ビーイングズ ····· 29,
74, 80

ら 行

らせん運動性 ·················· 76-77
ラポール ·············· 121-123, 130-131
力動的相互行為システム ············· 87-89
理論的知識 ····················· 154

著者紹介

樋口 京子 （ひぐち・きょうこ）

1960年　大阪府岸和田市に生まれる
1981年　大阪市立大学医学部附属看護専門学校卒業 同大学医学部附属病院勤務
1998年　慶應義塾大学通信教育課程 文学部学士（哲学）卒業
2006年　日本福祉大学大学院社会福祉学研究科 博士後期課程修了（博士 社会福祉学）
国際医療福祉大学保健学部看護学科助手、岐阜大学医学部看護学科准教授、大阪市立大学大学院看護学研究科教授、四條畷学園大学看護学部看護学科教授（2020年3月まで）
現在、聖泉大学大学院看護学研究科 非常勤講師（「看護理論」「看護倫理学」）

〈主な著書〉
『ケースカンファレンスで実感！ 臨床で使いたくなる看護理論』（共著、メディカ出版、2008）
『高齢者の終末期ケア：ケアの質を高める4条件とケアマネジメント・ツール』（編著、中央法規出版、2010）
『講座ケア 第4巻 ケアと健康−社会・地域・病い−』（共著、ミネルヴァ書房、2017）
『よくわかる看護研究の進め方、まとめ方 第3版』（共著、医歯薬出版、2017）
『新訂版 実践に生かす看護理論19 第2版』（編著、サイオ出版、2018）
『実習記録の書き方がわかる 看護過程展開ガイド 第2版』（共著、照林社、2022）

城ヶ端 初子 （じょうがはな・はつこ）

1945年　石川県珠洲市に生まれる
1970年　立命館大学法学部卒業
1971年　堀川高等看護学院卒業
1994年　ジョージ・メイソン大学大学院看護学研究科（看護管理学専攻）修士課程入学
1997年　佛教大学大学院教育学研究科（生涯教育専攻）修士課程修了
2003年　岐阜大学にて博士号（医学）を取得
滋賀県立短期大学看護学科教授、国際医療福祉大学保健学部看護学科教授、岐阜大学医学部看護学科教授、大阪市立大学大学院看護学研究科教授などを歴任後、聖泉大学大学院看護学研究科教授（2023年3月まで）
2016年〜『ナイチンゲール看護研究会・滋賀』代表

〈主な著書〉
『看護ケアの基礎』『看護技術の基礎』（共訳、医学書院、1980）
『バージニアの青い空―アメリカ看護留学記』（日総研出版、1996）
『基礎看護技術論Ⅰ・Ⅱ』（共著、さいろ社、1997）
『看護管理の基本』（共訳、医学書院、1998）
『生と死の生涯学習』（共著、学文社、1999）
『やさしい看護理論② ケアとケアリング』（共著、メディカ出版、2007）
『ケースカンファレンスで実感！ 臨床で使いたくなる看護理論』（共著、メディカ出版、2008）
『ナイチンゲール讃歌』（共著、サイオ出版、2013）
『新訂版 実践に生かす看護理論19 第2版』（編著、サイオ出版、2018）

改訂3版 やさしい看護理論
―現場で活かせるベースの考え方

2000年 2月10日発行	第1版第1刷
2004年 8月 5 日発行	第1版第4刷
2005年 3月 1 日発行	第2版第1刷
2023年 1月30日発行	第2版第17刷
2024年11月 1 日発行	第3版第1刷

著 者　樋口 京子・城ヶ端 初子

発行者　長谷川 翔

発行所　株式会社メディカ出版
　　　　〒532-8588
　　　　大阪市淀川区宮原3-4-30
　　　　ニッセイ新大阪ビル16F
　　　　https://www.medica.co.jp/

編集担当　渥美史生
編集協力　芹田雅子・加藤明子
装幀・組版　イボルブデザインワーク
イラスト　みやよしえ
印刷・製本　株式会社シナノ パブリッシング プレス

© Kyoko HIGUCHI, 2024

本書の複製権・翻訳権・翻案権・上映権・譲渡権・公衆送信権
（送信可能化権を含む）は、（株）メディカ出版が保有します。

ISBN978-4-8404-8497-8　　Printed and bound in Japan

当社出版物に関する各種お問い合わせ先（受付時間：平日9：00〜17：00）
●編集内容については、編集局 06-6398-5048
●ご注文・不良品（乱丁・落丁）については、お客様センター 0120-276-115